Qualitative und quantitative Veränderungen
der Lipoproteine durch Lipoprotein-Apherese

Series
Lipoproteins and Atherosclerosis

Helmut Sinzinger, Robert Berent, Kurt Derfler (eds.)

Vol. 1

This series is dedicated to the founder of the Austrian Association for Morphological and Functional Research in Atherosclerosis (AMFA), Wilhelm Auerswald (1917–1981), the former Head of the Department of Medical Physiology and Dean of the Medical Faculty, University of Vienna. Being always impressed by Herbert Starys basic work and being a close friend of well-known researchers in this area, he encouraged in his characteristic personal dynamic style the atherosclerosis research in Austria at a rather early stage.

Theresa Berent

**Qualitative und quantitative Veränderungen
der Lipoproteine durch Lipoprotein-Apherese**

Mit Unterstützung der

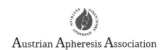

Bibliografische Information der Deutschen Nationalbibliothek

Die Deutsche Nationalbibliothek verzeichnet diese Publikation in der Deutschen Nationalbibliografie; detaillierte bibliografische Daten sind im Internet über http://dnb.d-nb.de abrufbar.

Copyright © 2018 Facultas Verlags- und Buchhandels AG,
facultas Universitätsverlag, Wien, Austria
Alle Rechte, insbesondere das Recht der Vervielfältigung und der Verbreitung sowie der Übersetzung sind vorbehalten.
Umschlagbild: © Ugreen – istockphoto.com
Druck: Facultas Verlags- und Buchhandels AG
ISBN 978-3-7089-1642-2

Vorwort

Die mit dem vorliegenden Band 1 beginnende Publikations-Reihe „Lipoproteins and Atherosclerosis" soll die Möglichkeit bieten, den interessierten KollegInnen Zusammenfassungen und umfangreiche Originalarbeiten zu aktuellen Forschungsfragen auf dem Gebiet der Atherosklerose zur Verfügung zu stellen. Band 1 von „Lipoproteins and Atherosclerosis" ist thematisch der Lipoprotein-Apherese gewidmet, einer nach wie vor weiterhin unbekannten Therapiemöglichkeit von Fettstoffwechselstörungen. Der Beitrag stammt aus einer Diplomarbeit und zeigt die klinische Ereignisreduktion durch die Senkung der atherogenen Lipoproteine bei regelmäßiger Apherese-Therapie auf.

Wien, im November 2018
Die Herausgeber

Qualitative und quantitative Veränderungen der Lipoproteine durch Lipoprotein-Apherese

T. Berent

Zusammenfassung

Die Lipoprotein-Apherese (Lp-Apherese) ist ein extrakorporales Verfahren, um selektiv Apolipoprotein B-reiche Lipoproteine aus dem Blutkreislauf zu entfernen. Die klinische kardiovaskuläre Ereignis- und Interventionsrate kann signifikant verringert werden und positive Nicht-Lipideffekte, wie die Reduktion der Marker des oxidativen Stresses oder der Thrombozytenaggregation, werden in der Literatur beschrieben. Ziel der retrospektiven Auswertung waren die Darstellung der qualitativen und quantitativen Veränderungen der Lipoproteine durch regelmäßige Lp-Apherese.

Die in-vivo Oxidationsschädigung (Anstieg von 8-epi-Prostaglandin F2α [8-epi-PGF2α]) und die Bereitschaft der Lipoproteine zur Oxidation (Bildung konjugierter Diene mit Kupfer-Induktion) wurden vor Beginn, 3, 6 und 12 Monate nach Beginn der Therapie retrospektiv ausgewertet (n=11). Der Vergleich der Veränderungen der Oxidationsparameter in den Gruppen mit bzw. ohne Einnahme von Statinen erfolgte rein deskriptiv. Die Veränderungen sämtlicher Lipoproteinparameter (Cholesterin [CH], high-density Lipoprotein Cholesterin [HDL-CH], Non-HDL-CH, low-density Lipoprotein Cholesterin [LDL-CH], Triglyzeride [TG], Lipoprotein(a) [Lp(a)]) wurden retrospektiv zu den 4 Zeitpunkten erfasst (n=30).

Im Beobachtungszeitraum von 12 Monaten konnte 8-epi-PGF2α signifikant ($p<0,01$) gesenkt werden. Die Lag-phase und die maximale Dienbildung verlängerten sich signifikant ($p<0,01$). 8-epi-PGF2α, die Lag-phase und die maximale Dienbildung zeigten keine wesentlichen Unterschiede in der Gruppe mit Statinen im Vergleich zur Gruppe ohne Statine. Im Beobachtungszeitraum von 12 Monaten konnte CH (-20,74%, $p<0,01$), HDL-CH (-10,37%, $p<0,01$), Non-HDL-CH (-21,50%, $p<0,01$), LDL-CH (-21,34%, $p<0,01$) und Lp(a) (-27,38%, $p<0,01$) gesenkt werden. TG verringerte sich nicht signifikant (-20,30%, $p>0,05$).

Die Lp-Apherese führt zur Verminderung der in-vivo Oxidationsschädigung und zur verminderten Bereitschaft der Lipoproteine zur Oxidation. Die Senkung sämtlicher

Lipoproteine durch regelmäßige Lp-Apherese erwies sich als signifikant. Ein antioxidativer Effekt der Statine zusätzlich zur Lp-Apherese war nicht nachweisbar.

Schlüsselwörter: Atherosklerose, Fettstoffwechselstörung, Lipoproteine, Lipoprotein-Apherese, Oxidation, 8-epi-PGF2α

Abstract

Lipoprotein apheresis is an extracorporal treatment to reduce apolipoprotein B-rich lipoproteins in plasma. Regular treatment results in significantly reduced cardiovascular events and clinical interventions. Moreover, there are positive non-lipid effects, like the reduction of markers of oxidative stress or thrombocyte aggregation. Aim of this retrospective study was to reveal the quantitative and qualitative changes of lipoprotein parameters and oxidative stress under regular treatment with lipoprotein apheresis.

In-vivo oxidation injury (increase of 8-epi-PGF2α) and the susceptibility of lipoproteins to oxidation (formation of copper-induced conjugated dienes) were evaluated before, 3, 6 and 12 months after onset of therapy (n=11). The changes in oxidation parameters in the group of patients on statins were descriptively compared to the group of patients without intake of statins. The changes of cholesterol, high-densitiy lipoprotein cholesterol (HDL-C), non-HDL-C, low-densitiy lipoprotein cholesterol (LDL-C), triglycerides and lipoprotein(a) were retrospectively evaluated before, 3, 6 and 12 months after onset of therapy (n=30).

In the observational period of 12 months 8-epi-PGF2α was reduced significantly ($p<0,01$). The oxidizability of LDL-C was demonstrated by a prolongation of lag phase and maximal rate of diene production ($p<0,01$). 8-epi-PGF2α, lag-phase and the maximal rate of diene production did not show remarkably differences in the statin group in contrast to the non-statin-group. Cholesterol (-20,74%, $p<0,01$), HDL-C (-10,37%, $p<0,01$), non-HDL-C (-21,50%, $p<0,01$), LDL-C (-21,34%, $p<0,01$) and lipoprotein(a) (-27,38%, $p<0,01$) were reduced significantly in 12 months. Triglycerides were lowered not significantly (-20,30%, $p>0,05$).

Lipoprotein apheresis decreases in-vivo oxidation injury and the susceptibility of lipoproteins to oxidation. Regular treatment lowers lipoprotein parameters significantly. An antioxidative effect of statins on top of lipoprotein apheresis could not be confirmed.

Key words: atherosclerosis, dyslipidemia, lipoprotein apheresis, lipoproteins, oxidation, 8-epi-PGF2α

Inhalt

1. Einleitung 1
   - 1.1. Indikationen zur Lipoprotein-Apherese 2
     - 1.1.1. Familiäre Hypercholesterinämie 4
     - 1.1.1.1. Diagnostik der Familiären Hypercholesterinämie 4
     - 1.1.1.2. Therapie der Familiären Hypercholesterinämie 7
     - 1.1.2. Lipoprotein(a) 10
     - 1.1.3. Statinunverträglichkeit 12
   - 1.2. Methodik der Lipoprotein-Apherese 15
     - 1.2.1. Lipoprotein-Apherese-Systeme 15
     - 1.2.2. Durchführung der Lipoprotein-Apherese 16
     - 1.2.3. Nebenwirkungen der Lipoprotein-Apherese 17
   - 1.3. Therapeutische Effizienz der Lipoprotein-Apherese 18
   - 1.4. Pleiotrope Effekte der Lipoprotein-Apherese 20
     - 1.4.1. Pleiotrope Effekte auf das Gerinnungssystem 21
     - 1.4.2. Vaskuläre pleiotrope Effekte 22
     - 1.4.3. Pleiotrope Protein-Effekte 23
     - 1.4.4. Pleiotrope oxidative Effekte 24
     - 1.4.5. Antioxidative Effekte 27
   - 1.5. Zielsetzungen 28
2. Material und Methoden 29
   - 2.1. Studiendesign und Stichprobe 29
   - 2.2. Parameter 29
     - 2.2.1. Hauptzielparameter 29
     - 2.2.2. Nebenzielparameter 30
     - 2.2.3. Kovariable 30

2.3. Methodik 32

2.4. Statistische Methoden 33

    2.4.1. Statistische Analyse 33

    2.4.2. Beschreibung des PatientInnenkollektivs 33

    2.4.3. Primäre Fragestellung 33

    2.4.4. Sekundäre Fragestellungen 34

    2.4.5. Multiples Testen 35

    2.4.6. Begründung der Fallzahl 35

2.5. Datenschutz 35

2.6. Nutzen-Risiko Evaluierung 35

3. Ergebnisse 36

3.1. PatientInnencharakteristika 36

    3.1.1. Beschreibung des gesamten PatientInnenkollektivs 36

    3.1.2. Beschreibung des PatientInnenkollektivs für die Erhebung der Oxidationsparameter 43

3.2. Veränderungen der in-vivo Oxidationsschädigung 44

3.3. Veränderungen der Bereitschaft zur Oxidation 46

3.4. Vergleich der Veränderungen der in-vivo Oxidationsschädigung und Bereitschaft der LDL-CH zur Oxidation mit bzw. ohne Einnahme von Statine 48

3.5. Veränderungen sämtlicher Lipoproteinparameter 50

4. Diskussion 52

4.1. Einfluss der Lipoprotein-Apherese auf die Oxidation der Lipoproteine 52

    4.1.1. 8-epi-PGF2α 52

    4.1.2. Bereitschaft der Lipoproteine zur Oxidation 54

    4.1.3. Einfluss der Statine auf die Oxidation der Lipoproteine zusätzlich zur Lipoprotein-Apherese 57

	4.2.	Einfluss der Lipoprotein-Apherese auf die Veränderungen sämtlicher Lipoproteine 58
	4.3.	Effizienz der Lipoprotein-Apherese 59
	4.4.	Veränderungen der Lipoprotein-Apherese-Therapie über die Jahre 62
	4.5.	Schlussfolgerung 65
5.	Literaturverzeichnis 67
6.	Abkürzungsverzeichnis 77
7.	Abbildungsverzeichnis 79
8.	Tabellenverzeichnis 79

1. Einleitung

Als Lipoprotein-Apherese (Lp-Apherese) werden extrakorporale Verfahren zur Elimination atherogener Lipoproteine bezeichnet. Es werden atherogene Apolipoprotein B (ApoB) - haltige Lipoproteine (low-density Lipoprotein Cholesterin [LDL-CH], very-low-density Lipoprotein Cholesterin [VLDL-CH] und Lipoprotein(a) [Lp(a)]) zu 50-80% entfernt und die Expression der LDL-CH-Rezeptoren kompensatorisch stimuliert. Gleichzeitig wird auch HDL-CH (high-density Lipoprotein Cholesterin), allerdings nur gering, verringert. Eine regelmäßige Durchführung führt zu weiteren positiven nicht-Lipideffekten (sogenannten pleiotropen Effekten). Gerinnungsfaktoren werden beeinflusst, Plasmaproteine (vor allem Fibrinogen) und Adhäsionsmoleküle reduziert, antiatherogene endotheliale Mediatoren, wie unter anderem Gewebs-Plasminogenaktivator (tPA), Stickstoffmonoxid (NO) und Prostaglandin I_2 (PGI_2) steigen an. Zusätzlich zur Senkung der atherogenen Lipoproteine verstärken die pleiotropen Effekte die Senkung des Atheroskleroserisikos (Dihazi et al. 2008, Stefanutti et al. 2011, Julius et al. 2013, Julius et al. 2015).

Die Gesamtanzahl der Lp-Apherese-PatientInnen weltweit wird derzeit auf etwa 4000 geschätzt, wobei in Europa die meisten PatientInnen behandelt werden. In Abbildung 1 wird die Anzahl der Lp-Apherese-PatientInnen in unterschiedlichen Ländern dargestellt. Deutschland behandeln etwa die Hälfte aller Lp-Apherese-PatientInnen weltweit (Julius et al. 2013). Im arabischen Raum befinden sich derzeit insgesamt 47 PatientInnen in Lp-Apherese-Therapie. In Deutschland, Österreich und Libanon werden die meisten Lp-Apherese-PatientInnen in Bezug auf die Einwohner des jeweiligen Landes betreut.

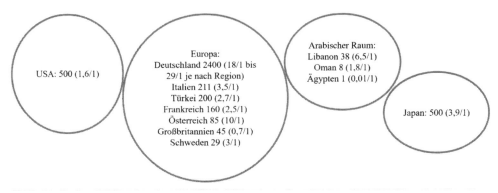

Land: Gesamtanzahl der Lp-Apherese-PatientInnen (Anzahl/1 Million Einwohner)

Abbildung 1. Schematische Darstellung der Lp-Apherese-PatientInnen weltweit nach Julius et al. (2013), sowie Lp-Apheresezentren (persönliche Mitteilung)

1.1. Indikationen zur Lipoprotein-Apherese

Die Indikationen zur Lp-Apherese wurden im österreichischen Lp-Apherese-Konsensus zusammengefasst (Tabelle 1). Begleitend zur Lp-Apherese sind, wenn von PatientInnen vertragen, eine maximal tolerierte lipidsenkende (Kombinations-) Medikation, eine fettarme Diät, sowie eine regelmäßige Kontrolle und Therapie zusätzlicher kardiovaskulärer Risikofaktoren erforderlich. Primärpräventiv ist die Lp-Apherese bei homozygoter familiärer Hypercholesterinämie (FH) bereits in der Kindheit und bei schwerer heterozygoter FH, wenn LDL-CH > 190 mg/dl indiziert. Sekundärpräventiv wird die Lp-Apherese bei FH-PatientInnen mit LDL-CH > 160 mg/dl (trotz Lebensstilmodifikation und maximal tolerierter medikamentöser Kombinationstherapie) oder bei dokumentierter progredienter klinisch manifester Atherosklerose ab LDL-CH > 130 mg/dl (trotz Lebensstilmodifikation und maximal tolerierter medikamentöser Kombinationstherapie) durchgeführt. Auch ein Lp(a) > 100 mg/dl mit dokumentierter progredienter klinisch manifester Atherosklerose stellt eine Indikation in der Sekundärprävention dar (Derfler et al. 2015). Bei PatientInnen, die eine dokumentierte Unverträglichkeit gegen sämtlich verfügbare Statine haben und mithilfe der Proprotein convertase subtilisin/kexin type 9 (PCSK9) -Hemmer Therapie die LDL-CH-Zielwerte nicht erreichen, ist die Lp-Apherese ebenso indiziert (Schettler et al. 2016).

Primärprävention
- Homozygote FH (Therapiestart bereits in der Kindheit)
- Schwere heterozygote FH, wenn LDL-CH > 190 mg/dl *
Sekundärprävention
- FH, wenn LDL-CH > 160mg/dl *
- FH, wenn LDL-CH > 130mg/dl * + dokumentierte progrediente klinisch manifeste Atherosklerose
- Lp(a) > 100 mg/dl (auch wenn Gesamtcholesterin und LDL-CH im Zielbereich) + dokumentierte progrediente Atherosklerose
- Nicht-Erreichen des LDL-CH Zielwertes bei dokumentierter Unverträglichkeit gegen sämtliche verfügbaren Statine aufgrund von Nebenwirkungen trotz der Anwendung von PCSK9-Hemmern
* trotz Lebensstilmodifikation und maximal tolerierter medikamentöser Kombinationstherapie

Tabelle 1. Indikationen zur Lp-Apherese, modifiziert nach dem österreichischen Lp-Apherese Konsensus (Derfler et al. 2015)

1.1.1. Familiäre Hypercholesterinämie

FH ist eine autosomal dominant vererbte Erkrankung, gekennzeichnet durch eine verminderte Kapazität der hepatischen LDL-CH-Rezeptoren atherogenes LDL-CH aus dem Blutkreislauf zu entfernen. Die Ursache sind genetische Mutationen, wobei meist (> 90%) das Gen für den LDL-CH-Rezeptor betroffen ist (Grenkowitz et al. 2016). Seit der Erforschung der Ursache durch die späteren Nobelpreisträger (1985) Goldstein and Brown (1973) sind weit über 900 verschiedene Mutationen des LDL-CH-Rezeptors bekannt. Die Ausprägung der Erkrankung ist abhängig vom Ausmaß der Mutation, wobei eine Nullmutation des LDL-CH Rezeptors zur stärksten Form der Erkrankung führt (Austin et al. 2004). Im Jahr 1987 wurde beobachtet, dass auch Mutationen des ApoB-100 (ein Ligand des LDL-CH-Rezeptors) für eine FH verantwortlich sein können (Innerarity et al. 1987). Varret et al. (1999) fanden schließlich ein drittes Gen, PCSK9, dessen Mutation (Gain-of-function) eine FH verursachen kann. PCSK9 verhindert die Wiederverwendung (Recycling) des LDL-CH-Rezeptors (Abifadel et al. 2003).

Die Häufigkeit der homozygoten FH unter Kaukasiern wurde bislang auf 1:1.000.000, die heterozygote FH auf etwa 1:500 geschätzt. Diese Angaben beruhen auf zwei genetischen Studien der 1970er Jahre. In Großbritannien wurde die Häufigkeit mittels des Hardy-Weinberg-Gesetzes berechnet, in den USA anhand der Rate an Überlebenden nach Myokardinfarkten unter Personen mit heterozygoter FH, mit einer Streubreite von 1:200- 1:1000 (Patterson and Slack 1972). Neuere Daten aus Europa zeigen, dass die Prävalenz der FH bislang offenbar stark unterschätzt wurde (Nordestgaard et al. 2013). Es wird heute angenommen, dass die homozygote FH mit einer Häufigkeit von etwa 1:150.000, die heterozygote mit 1:150 in der generellen Bevölkerung vorkommt. In bestimmten Populationen, zum Beispiel Isländer, Frankokanadier, Südafrikaner, Araber oder Finnen ist die Inzidenz der Erkrankung aufgrund eines genetischen Gründereffekts höher (homozygote FH: 1:30.000 – 1:100.000, heterozygote FH: 1:67 – 1:150), was bei Immigranten aus diesen Regionen bedacht werden muss (Moorjani et al. 1989, Rubinsztein et al. 1994, Gudnason et al. 1997, Vuorio et al. 2001).

1.1.1.1. Diagnostik der Familiären Hypercholesterinämie

Die Diagnosefindung einer FH verläuft zumeist klinisch. Sekundäre Ursachen für eine Hypercholesterinämie müssen ausgeschlossen werden. Wie in Abbildung 2 dargestellt, sollte bei Erwachsenen ab einem LDL-CH > 190 mg/dl und bei Kindern (< 16 Jahre) ab einem LDL-CH > 155 mg/dl an eine FH gedacht werden. Sind dann noch eine positive Familienanamnese bezüglich früher atherosklerotischer Ereignisse (vor dem 55. Lebensjahr) oder erhöhtem LDL-CH, Sehnenxanthome oder ein Arcus corneae vorhanden, ist die klinische Diagnose der FH gesichert. Genetische Abklärungen erfolgen nur bei speziellen Fragestellungen, um beispielsweise eine intensive lipidsenkende Therapie bereits in jungen Jahren rechtfertigen zu können. Auch die Diagnose und Therapie bei Kindern erkrankter Eltern kann durch den genetischen Nachweis früher erfolgen (Klose et al. 2014). Um die Diagnose der heterozygoten FH bei Erwachsenen zu vereinfachen, hat das Dutch Lipid Clinic Network Kriterien zur Diagnosestellung erarbeitet (Tabelle 2) (Nordestgaard et al. 2013).

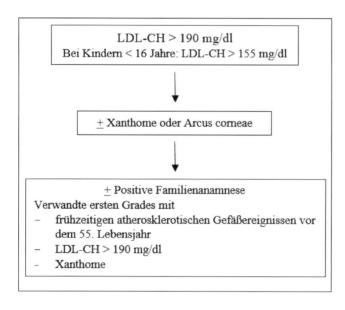

Abbildung 2. Klinische Diagnosefindung der FH, modifiziert nach Klose et al. (2014)

Tabelle 2. Kriterien zum Nachweis einer heterozygoten FH bei Erwachsenen, modifiziert nach Nordestgaard et al. (2013)

Kriterium	Punkte
Familienanamnese	
Verwandter ersten Grades mit frühzeitiger KHK (vor dem 55. Lebensjahr) oder mit LDL-CH > 95. Perzentile	1
Verwandter ersten Grades mit Xanthomen/Arcus corneae oder Kinder < 18 Jahre mit LDL-CH > 95. Perzentile	2
Klinische Zeichen	
Frühzeitige KHK (vor dem 55. Lebensjahr)	2
Frühzeitige pAVK oder cAVK (vor dem 55. Lebensjahr)	1
Sehnenxanthome	6
Arcus corneae (< 45 Jahre)	4
LDL-CH	
> 325 mg/dl	8
251-325 mg/dl	5
191-250 mg/dl	3
155-190 mg/dl	1
Genetik	
Mutationsnachweis im LDL-CH-Rezeptor, ApoB oder PCSK9	8
Auswertung	
> 8 Punkte: definitive FH	
6-8 Punkte: wahrscheinliche FH	
3-5 Punkte: mögliche FH	
< 3 Punkte: FH unwahrscheinlich	

Anmerkungen: KHK – koronare Herzkrankheit, pAVK - periphere arterielle Verschlusskrankheit, cAVK - cerebrale arterielle Verschlusskrankheit

Bei heterozygoter Ausprägung bleibt die FH meist bis zum 30.-60. Lebensjahr unentdeckt, sofern keine zusätzlichen Risikofaktoren, wie ein metabolisches Syndrom oder Nikotinabusus vorliegen (Goldstein and Brown 1973). Die LDL-CH-Werte liegen meist > 250 mg/dl und es kommt bereits in jungen Jahren zu massiven Gefäßveränderungen (KHK, periphere arterielle Verschlusskrankheit [pAVK], cerebrale arterielle Verschlusskrankheit [cAVK]). Atherosklerotische Gefäßereignisse vor dem 55. Lebensjahr weisen auf eine heterozygote FH hin (Bujo et al. 2004). Bei Kindern deuten LDL-CH-Werte > 155 mg/dl auf eine heterozygote FH hin (Goldstein and Brown 1973).

Homozygot Betroffene haben extrem erhöhte LDL-CH-Werte, in manchen Fällen bis zu 1000 mg/dl. Bei Erwachsenen sollte man ab LDL-CH-Werten > 400 mg/dl an eine homozygote FH denken, bei Kindern ab > 300 mg/dl. Massive Gefäßveränderungen können bereits in der Kindheit vorkommen. Das erste Ereignis (KHK, pAVK, cAVK) tritt zumeist um das 5. Lebensjahr auf (Goldstein and Brown 1973). Generell kann man das Auftreten des ersten Ereignisses zwischen homozygot:heterozygot mit dem 5.:50. Lebensjahr beschreiben (1:10-Regel).

Klinische Symptome wie Haut- oder Sehnen-Xanthome sind hinweisend auf eine FH, aber nicht beweisend. Sie treten häufiger bei homozygot Betroffenen auf, fehlen aber in 20-30% der PatientInnen mit nachgewiesener FH (Bujo et al. 2004).

1.1.1.2. Therapie der Familiären Hypercholesterinämie

Zielwerte für die Therapie der homo- und heterozygoten FH ist ein LDL-CH < 100 mg/dl, bei bereits klinisch manifester Atherosklerose ein LDL-CH < 70 mg/dl (Klose et al. 2014). Unter einer medikamentösen Therapie wird zumindest eine 50%ige Reduktion des LDL-CH gefordert (Reiner et al. 2011, Nordestgaard et al. 2013). Der empfohlene Therapiealgorithmus der FH ist in **Abbildung 3** dargestellt.

Eine Lebensstilmodifikation, welche körperliche Betätigung, Halten bzw. Erreichen von normalem Körpergewicht, Raucherentwöhnung und eine Ernährungsumstellung beinhaltet, stellt die erste Stufe der Therapie aller Fettstoffwechselstörungen dar. Bei optimaler Umsetzung führt die Lebensstilmodifikation zu einer LDL-CH-Senkung um 10-15%, was bei PatientInnen mit FH, aufgrund der stark erhöhten Werte, nicht zum Erreichen der Therapieziele führen kann.

Allen PatientInnen mit FH wird eine Hoch-Dosis-Statintherapie angeraten. Eine Kombinationstherapie mit Ezetimibe ist zu empfehlen, falls LDL-CH mit der Statin-Monotherapie nicht ausreichend gesenkt wird. Wenn trotz Kombinationstherapie in der Primärprävention das LDL-CH > 160 mg/dl oder in der Sekundärprävention das LDL-CH > 130 mg/dl und eine dokumentierte progrediente klinisch manifeste Atherosklerose vorliegt, ist bei homozygoter FH die Lp-Apherese indiziert. Bei der heterozygoten FH und einem Lp(a) > 100 mg/dl ist ebenfalls die Lp-Apherese die Therapie der Wahl. Bei heterozygoter FH und einem Lp(a) < 100 mg/dl ist zunächst der Einsatz von PCSK9-Hemmern angezeigt.

Die ersten PCSK9-Hemmer (Alirocumab und Evolocumab) wurden 2015 in Europa zugelassen. PCSK9 ist ein Protein, das unter anderem von Leber, Dünndarm, Niere und ZNS synthetisiert wird. PCSK9 unterliegt im Plasma tageszyklischen Schwankungen mit einem Maximum nachts und einem Minimum nachmittags. Hingegen bleibt im ZNS die Konzentration tageszyklisch relativ konstant. Die Rolle des PCSK9 im Liquor ist noch nicht ganz geklärt. In-vitro zeigt sich PCSK9 als Regulator anderer Rezeptoren, die im ZNS vorhanden sind, wie dem Apolipoprotein E2-Rezeptor oder der Beta-Sekretase („beta-site amyloid precursor protein-cleaving enzyme 1"), welche an der Entwicklung einer Alzheimer-Demenz beteiligt sind (Chen et al. 2014). Auch in atherosklerotischen Plaques konnte PCSK9 nachgewiesen werden. Es wird in glatten

Muskelzellen der Gefäße exprimiert. Es spielt vermutlich eine Rolle bei der Bildung von Schaumzellen und atherosklerotischen Läsionen (Ferri et al. 2012). Frauen haben im Plasma höhere PCSK9-Werte als Männer. Postmenopausale und gebärende Frauen haben erhöhte Werte, was durch den fehlenden Einfluss von endogenen Östrogenen erklärt wird. Eine mediterrane Diät, eine Diät mit mehrfach ungesättigte Fettsäuren und Fasten senkt PCSK9 (Cui et al. 2015).

Der Cholesterinstoffwechsel wird hauptsächlich durch lokal vorhandenes PCSK9, das direkt in den Leberzellen synthetisiert wird, beeinflusst (Zaid et al. 2008, Chen et al. 2014). PCSK9 bindet den LDL-CH-Rezeptor. LDL-CH-Rezeptoren, die PCSK9 gebunden haben, werden in der Leber abgebaut und stehen nicht mehr zur Wiederverwendung (Recycling) an der Zelloberfläche zur Verfügung. Je höher der PCSK9-Spiegel ist, desto geringer ist durch den Mangel an LDL-CH-Rezeptoren an der Zelloberfläche die LDL-CH Aufnahme in die Zellen. Durch Hemmung von PCSK9 steigt die Anzahl an LDL-CH-Rezeptoren und LDL-CH kann vermehrt aufgenommen und abgebaut werden. Die monoklonalen Antikörper gegen PCSK9 ermöglichen eine signifikante Senkung des LDL-CH um 50-70% und des Lp(a) um 20-25% (Robinson et al. 2015, Sabatine et al. 2015, Nissen et al. 2016). Neueste Daten der PCSK9-Hemmer zeigen eine signifikante Verminderung der kardiovaskulären Ereignisrate (Sabatine et al. 2017).

Falls PatientInnen unter regelmäßiger Lp-Apherese klinische Progredienz der atherosklerotischen Gefäßerkrankung zeigen, besteht die Möglichkeit die Lp-Apherese-Therapie mit der Gabe von PCSK9-Hemmern zu kombinieren. Jedoch muss bedacht werden, dass für die Anwendung der PCSK9-Hemmer eine Restfunktion des LDL-CH-Rezeptors vorhanden sein muss, da dieser der Angriffspunkt des Medikaments ist. Somit ist eine Therapie mit PCSK9-Hemmern als Zusatz zur Lp-Apherese nur bei homozygoter FH mit vorhandenen LDL-CH-Rezeptoren sinnvoll. Bei PatientInnen mit fehlenden LDL-CH-Rezeptoren zeigt eine zusätzliche Gabe von PCSK9-Hemmern keinen Effekt (Stein et al. 2013). Eine Zwischenauswertung einer derzeit laufenden Studie zu PCSK9-Hemmern (TAUSSIG Studie) zeigt deren effektive Nutzung als Zusatz zu lipidsenkender Medikation oder Lp-Apherese bei PatientInnen mit homozygoter FH (Raal et al. 2017).

Die wirksamste Therapie, um LDL-CH bei homozygoter oder schwerer Verlaufsform der heterozygoten FH ausreichend zu senken, stellt die Lp-Apherese dar. Bei homozygot

Betroffenen ist die Lp-Apherese zur Primärprävention bereits in der Kindheit indiziert (Thompson 2008).

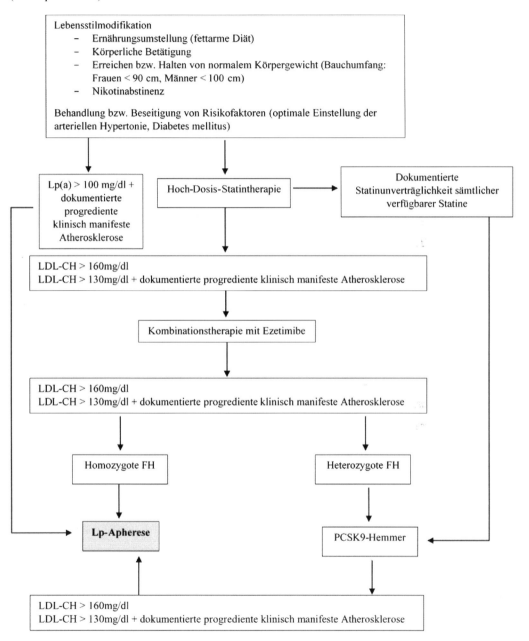

Abbildung 3. Therapiealgorithmus der FH

1.1.2. Lipoprotein(a)

Lp(a) besteht aus einem LDL-Partikel, sowie einem Apolipoprotein(a) (Apo[a]) und ApoB-100, welche durch eine Disulfidbrücke aneinander gebunden sind (Albers et al. 1996). Apo(a) ähnelt in seiner Struktur dem Plasminogen, enthält aber eine inaktive Protease-Domäne und verfügt daher über keine fibrinolytischen Eigenschaften (Scanu 2003). Da Lp(a) an der gleichen Stelle wie Plasminogen auf Endothelzellen bindet, blockiert es teilweise die Bildung von Plasmin und führt zu einer Verzögerung der Fibrinolyse (Utermann et al. 1987). Apo(a) enthält, wie Plasminogen, eine Kringle-Domäne, welche 2-99 Wiederholungen enthalten kann (Eaton et al. 1987). Eine niedrige Anzahl an Wiederholungen des Kringle IV-Typ 2, dem am stärksten polymorphen unter den Kringle-Domänen, ist mit höheren Werten des Lp(a) assoziiert (Kamstrup et al. 2009). Die physiologische Rolle von Lp(a) ist noch ungeklärt. Es wirkt proinflammatorisch, aktiviert intrazelluläre Adhäsionsmoleküle und führt zur vermehrten Proliferation von vaskulären glatten Muskelzellen. Außerdem hemmt es die Synthese von NO und verursacht eine endotheliale Dysfunktion (Deb and Caplice 2004). Lp(a) spielt dadurch eine wesentliche Rolle in der Entstehung atherosklerotischer Läsionen (Malaguarnera et al. 2013).

Lp(a)-Erhöhungen korrelieren mit einem erhöhten Risiko für Myokardinfarkte (Kamstrup et al. 2009). Eine Erhöhung des Lp(a) um das 3,5-fache ergibt, korrigiert nach Geschlecht und Alter, ein relatives Risiko für kardiovaskuläre Erkrankungen auf die Lebenszeit bezogen von 1,16 (95% Konfidenzintervall, 1,11 – 1,22). Korrigiert nach weiteren konventionellen Risikofaktoren und den Lipiden ergibt sich ein relatives Risiko von 1,13 (95% Konfidenzintervall, 1,09 – 1,18) (Erqou et al. 2009). Erhöhtes Lp(a) kombiniert mit Risikofaktoren wie Nikotinabusus, Diabetes mellitus oder arterielle Hypertonie erhöhen das Risiko für KHK, pAVK und cAVK zusätzlich (van Buuren et al. 2015). Hoch-Risiko Personen mit Lp(a)-Erhöhung ($\geq$ 120 mg/dl) und zusätzlichen kardiovaskulären Risikofaktoren haben ein absolutes 10-Jahres-Risiko für Myokardinfarkte von 20% (Frauen) bzw. 35% (Männer) (Kamstrup et al. 2008). Ab einer Lp(a)-Konzentration > 90 mg/dl finden sich in > 80% der Fälle eine KHK (Mellwig et al. 2015), in > 21% eine pAVK und in > 17% eine cAVK (van Buuren et al. 2015).

Lp(a) wird mittels Antikörper gemessen, die an die Kringle-Domäne des Apo(a) binden. Bei der Messung in der Einheit Masse/l (mg/dl) kommt es bei Vergleichsmessungen zu

Schwankungen der Lp(a)-Konzentration, denn je mehr Kringle-Wiederholungen im Apo(a) vorhanden sind, desto mehr Antikörper können daran binden. Neuere Antikörper binden spezifisch an Kringle IV-Typ 4, welches nur einmal pro Apo(a) vorkommt. Die Anzahl der Lp(a)-Partikel pro Liter (nmol/l) wird mit dieser Methode ermittelt (Schettler et al. 2015). Die Vergleichbarkeit der beiden Lp(a)-Einheiten, von mg/dl zu nmol/l, wird stark diskutiert (McConnell et al. 2014). In der Literatur schwankt der Umrechnungsfaktor von 2,0-3,9. In Österreich wird unter anderem der Einfachheit halber meist ein Umrechnungsfaktor von 2,5 verwendet. Jedoch muss bedacht werden, dass es unmöglich ist, Partikelanzahl in Masse und umgekehrt umzurechnen. Lediglich ein Richtwert kann damit erfasst werden. Klinische Studien verwendeten bisher die Messmethode in Masse/l (mg/dl), da die Messmethode in Lp(a)-Partikel pro Liter (nmol/l) erst kürzlich eingeführt wurde (Schettler et al. 2015). Da unterschiedliche Kits zur Messung des Lp(a) vorhanden sind, ist es ratsam Vergleichsmessungen bei einer bestimmten PatientIn in demselben Labor durchführen zu lassen.

Die Normwerte von Lp(a) betragen < 30 mg/dl bzw. < 75 nmol/l (Schwartz et al. 2016). 10% der Kaukasier, aber 60-70% der Afrikaner (vor allem im Sudan) haben Lp(a)-Werte > 25 mg/dl. Lp(a) ist genetisch determiniert und ändert sich im Laufe des Lebens kaum (Erqou et al. 2009). Generell finden sich bei Kaukasiern und Asiaten die niedrigsten Werte, bei Afrikanern und Hispaniern die höchsten (Tsimikas and Hall 2012). Einen Geschlechtsunterschied gibt es nicht. Lp(a) kann bei Hypothyreose ansteigen. Während einer Akutphasereaktion (wie einem Myokardinfarkt) sinken die Werte ab. Unter Östrogentherapie, einer Schwangerschaft und der Einnahme von Aspirin sinken die Werte nicht signifikant (Hobbs and White 1999). Bei PatientInnen mit nephrotischen Syndrom sind die Lp(a)-Werte signifikant höher als bei einer normolipidämischen Kontrollgruppe (Doucet et al. 2000).

Randomisierte Studien zur Prävalenz des Lp(a) sind derzeit noch nicht vorhanden. In Abbildung 4 wird die Prävalenz des erhöhten Lp(a) in der österreichischen Bevölkerung (n=1230) dargestellt. In diese Erhebung wurden PatientInnen eingeschlossen, die die Atherosklerosefrüherkennungs-Ambulanz an der Nuklearmedizinischen Universitätsklinik im Zeitraum von 2007-2013 mit unbekanntem Lp(a)-Wert besuchten. Ein Lp(a) > 100 mg/dl ist bei dieser selektiven Stichprobe bei etwa 7,5% feststellbar (Sinzinger 2016, unpublished data).

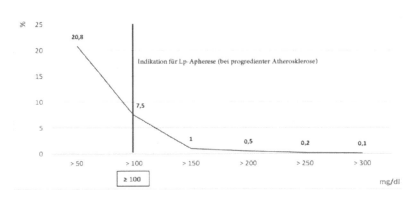

Abbildung 4. Prävalenz des erhöhten Lp(a) in der österreichischen Bevölkerung, modifiziert nach Sinzinger 2016 (unpublished data)

Besonders empfohlen ist die Lp(a)-Messung bei Personen mit frühzeitiger atherosklerotischer Gefäßerkrankung (vor dem 55. Lebensjahr), mit Progression trotz optimaler lipid-senkender Therapie, bei familiärer Hypercholesterinämie und bei positiver Familienanamnese für frühzeitige atherosklerotische Erkrankungen oder Lp(a) > 100 mg/dl (Catapano et al. 2016).

Die Lp-Apherese stellt die wirksamste und derzeit einzig effiziente Methode dar, um den Lp(a)-Spiegel ausreichend zu senken. Nikotinsäure, deren Gabe jedoch aufgrund der zahlreichen Nebenwirkungen nicht in Frage kommt, und PCSK9-Hemmer senken Lp(a) um 20-25% (Catapano et al. 2016), was bei extrem erhöhten Werten klinisch irrelevant ist. Zusätzlich gibt es für PCSK9-Hemmer diesbezüglich keine Zulassung. Statine, vor allem das Rosuvastatin, stehen in Verdacht Lp(a) sogar zu erhöhen (Sahebkar et al. 2017).

Indiziert ist die Lp-Apherese in Österreich bei Personen mit Lp(a) - Werten von > 100 mg/dl und dokumentierter progredienter Atherosklerose. In anderen Ländern, wie Deutschland, Großbritannien, Italien, Japan, USA und Spanien besteht ein niedrigerer Cut-off-Wert des Lp(a) von > 50 bzw. 60 mg/dl (Derfler et al. 2015).

1.1.3. Statinunverträglichkeit

Statine, HMG-Co-Enzym-A-Reduktase Hemmer, werden erfolgreich zur Primär- und Sekundärprävention kardiovaskulärer Erkrankungen eingesetzt. Sie reduzieren LDL-CH signifikant und senken die Morbiditäts- und Mortalitätsrate (Catapano et al. 2016). Eine Hoch-Dosis Statintherapie führt zu einer Senkung von LDL-CH um bis zu 50%, eine moderate Therapie mit niedrigerer Dosis um 30-50% und Statine in niedrigster Dosierung um < 30%

(Stone et al. 2014). Die Indikation und Stärke der Lipidsenkung mittels Statinen richtet sich nach dem individuellen kardiovaskulären Risiko und den Zielwerten. Eine Hoch-Dosis-Therapie ist für PatientInnen mit sehr hohem Risiko (unter anderem Vorhandensein von KHK, pAVK, cAVK, Diabetes mellitus mit weiteren Risikofaktoren oder Niereninsuffizienz) empfohlen und kann mit Atorvastatin 80 mg und Rosuvastatin 40 mg durchgeführt werden (Stone et al. 2014). Zielwerte bei sehr hohem Risiko sind ein LDL-CH < 70 mg/dl und ein Non-HDL-CH < 100 mg/dl. PatientInnen mit hohem Risiko (unter anderem Vorhandensein von massiver Hyperlipidämie, arterieller Hypertonie oder Diabetes mellitus ohne weiteren Risikofaktoren) wird ein Zielwert von LDL-CH < 100 mg/dl und von Non-HDL-CH < 115 mg/dl empfohlen (Catapano et al. 2016).

Nebenwirkungen der Statine können muskuläre Beschwerden mit oder ohne Erhöhung der Kreatinkinase (CK) und Leberparametererhöhungen sein. Milde Leberparametererhöhungen der Alanin-Aminotransferase (ALT = GPT) sind mit einer Häufigkeit von bis zu 2% eher selten und nicht mit wirklichen hepatotoxischen Schäden assoziiert. Auch eine Verschlechterung vorbestehender Lebererkrankungen, wie Steatosis hepatis, unter Statintherapie ist nicht bekannt. Das absolute Risiko der Entwicklung eines Diabetes mellitus Typ 2 erhöht sich mit der Einnahme von Statinen um 0,2%. Das Risiko für Nebenwirkungen unter Statintherapie ist bei hoher Dosis und den potenteren Statinen größer (Catapano et al. 2016).

Die häufigste Nebenwirkung der Statine stellen muskuläre Symptome dar. In klinischer Praxis sind 7-29% der PatientInnen davon betroffen (Stroes et al. 2015). Sie gehen mit oder ohne CK-Erhöhung einher und zeigen sich in unterschiedlicher Form als Muskelkrämpfe, -kater, -schwäche oder –schmerzen, in seltenen Fällen bis hin zur Rhabdomyolyse. Die genaue Ursache der Statin-induzierten muskulären Nebenwirkungen ist noch nicht geklärt. Es werden proapoptotische und mitochondriale Prozesse, Medikamenten-Interaktionen, sowie dosisabhängige und genetische Ursachen beschrieben (Auer et al. 2016).

Bei Auftreten von Muskelbeschwerden unter Statintherapie sollten zuerst andere Ursachen für Muskelbeschwerden bzw. Medikamentenwechselwirkungen ausgeschlossen werden. Die Anamnese und klinische Untersuchung muss präzise durchgeführt werden.

Substanzen, die Interaktionen mit Statinen auslösen können und das Risiko für muskuläre Nebenwirkungen deutlich erhöhen sind in Tabelle 3 zusammengefasst. Die Wechselwirkungen entstehen, da alle Statine, außer Pravastatin und Rosuvastatin, über Cytochrom-P450 in der Leber verstoffwechselt werden.

Tabelle 3. Medikamente mit Interaktionspotential, modifziert nach Catapano et al. (2016)

Azol-Antimykotika
Makrolidantibiotika
HIV Protease Inhibitoren
Cyclosporin
Calciumantagonisten
Amiodaron
Gemfibrozil
Psychopharmaka
Grapefruit-Saft
roter Johannisbeersaft

Eine Unverträglichkeit gegen ein bestimmtes Statin bedeutet nicht eine Unverträglichkeit gegen alle Statine (Auer et al. 2016). Daher werden bei muskulären Nebenwirkungen nach dem Absetzen des Statins und einer symptomfreien Phase, ein Wechsel zu einem anderen Statin, eine Dosisreduktion bis zur maximal verträglichen Dosis oder eine alternierende Statingabe mit potenten Statinen versucht. Aufgrund der langen Halbwertszeit (HWZ) ist es sinnvoll eine alternierende Statingabe mit Rosuvastatin (HWZ > 15 Stunden) oder Atorvastatin (HWZ > 10 Stunden) zu erwägen (Keating et al. 2013).

Nur wenn dann noch weiterhin unerträgliche Symptome bzw. eine CK-Erhöhung > 5 x ULN (obere Normalgrenze) vorliegen oder die LDL-CH-Zielwerte trotz Kombinationstherapie mit Ezetimibe nicht erreicht werden, wird die Möglichkeit der PCSK9-Hemmer oder der Lp-Apherese in Erwägung gezogen.

Bis zur Zulassung der PCSK9-Hemmer im Jahr 2015 war die Lp-Apherese die einzige Möglichkeit LDL-CH ausreichend zu senken, wenn eine Unverträglichkeit gegen sämtliche verfügbaren Statine vorlag (Derfler et al. 2015). 20% der PatientInnen erreichen trotz der PCSK9-Hemmer Therapie den LDL-CH-Zielwert nicht, weil entweder das individuelle Ansprechen zu gering ist oder die Ausgangswerte zu hoch sind (Navarese et al. 2015).

Die Indikation der Lipidsenkung bei Statinunverträglichkeit im österreichischen Lp-Apheresekonsensus muss durch die Zulassung der PCSK9-Hemmer neu definiert werden. Bei PatientInnen, die eine Statinunverträglichkeit gegen sämtliche verfügbaren Statine haben und trotz PCSK9-Hemmer Therapie die LDL-CH-Zielwerte nicht erreichen bzw. zusätzlich Lp(a)-Werte >100 mg/dl haben, ist die Lp-Apherese indiziert (Schettler et al. 2016).

1.2. Methodik der Lipoprotein-Apherese

Die Lp-Apherese ist eine lebenslange Therapie. Die meisten Studien berichten von Lp-Apherese Intervallen von ≤ 2 Wochen (Wang et al. 2016). Die Intervalle betrugen früher 2-4 Wochen, heute wird die Therapie üblicherweise wöchentlich durchgeführt (Derfler et al. 2015).

1.2.1. Lipoprotein-Apherese-Systeme

Erstmals wurden Plasmaaustauschverfahren zur Behandlung der homozygoten FH in den 1970-er Jahren beschrieben (Thompson et al. 1975). Im Laufe der Zeit wurden verschiedene Therapiesysteme zur Lp-Apherese entwickelt. Heutzutage ist eine selektive Entfernung ApoB-haltiger Lipoproteine möglich, sodass der Plasmaaustausch nicht mehr zeitgemäß ist (Julius et al. 2015). Die verfügbaren Systeme unterscheiden sich hinsichtlich der Methode (Präzipitation oder Adsorption), dem zu behandelnden Blutvolumen, Einmal- oder Mehrfachsystemen, der Antikoagulation, sowie der Dauer der Behandlung und den pleiotropen Effekten des Systems.

Die **Heparin-induzierte extrakorporale LDL-Präzipitation** (HELP) führt zur Bildung unlöslicher Heparin-Lipoproteinkomplexe, die durch Filtration entfernt werden. Heparin bildet gemeinsam mit im Plasma vorhandenem LDL-CH und Lp(a) Komplexe, wenn der pH-Wert in den sauren Bereich abgesenkt wird. Nach Filtration erfolgt zur Normalisierung des sauren pH eine Bicarbonatdialyse. Die Plasmamenge, die pro Therapie behandelt werden kann, ist aufgrund einer gleichzeitigen etwa 50%igen Senkung von Fibrinogen eingeschränkt (Eisenhauer et al. 1987).

Bei der **Immunadsorption** (TheraSorb LDL) werden Säulen mit einer Beschichtung aus Schaf-Antikörpern gegen humanes ApoB verwendet. Die Säulen können während der Behandlung regenerieren und mehrmals beladen werden, da die Bindung der ApoB-haltigen Lipoproteine mit den ApoB-Antikörpern im sauren pH-Bereich lösbar sind. Die Säulen können mehr als 70-mal wiederverwendet werden (Richter et al. 1993).

Bei der **Dextransulfatadsorption** (Liposorber D) wird das Vollblut (früher Plasma) über Dextransulfat, das an eine Zellulosematrix gebunden ist, geleitet. Aufgrund der elektrostatischen Eigenschaften von ApoB werden die ApoB-haltigen Lipoproteine selektiv gebunden. Die Säulen sind Einmalprodukte (Stefanutti et al. 1988).

Die **direkte Adsorption von Lipoproteinen** (DALI) ist ein Vollblutsystem mit einem Einmaladsorber. Die elektrostatische Interaktion der Lipoproteine mit dem Polyacrylamid der Säule führt zur Bindung von LDL-CH und Lp(a) (Bosch et al. 1993).

Bei DALI und Dextransulfatadsorption, den am häufigsten verwendeten Systemen, werden Blutvolumina von bis zu 10 Liter pro Therapiesitzung angestrebt. Die Menge des erreichten Volumens korreliert asymptotisch mit der Senkung der Lipoproteine (Derfler et al. 2015), wie in Abbildung 5 ersichtlich. DALI und Dextransulfatadsorption scheinen vergleichbar die effektivsten der Lp-Apheresemethoden zu sein, um LDL-CH und Lp(a) zu verringern, wobei sich aber keine signifikanten Unterschiede zu den anderen Methoden zeigen (Julius et al. 2013).

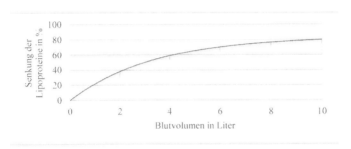

Abbildung 5. Absenkung der Lipoproteine bei Lp-Apherese

1.2.2. Durchführung der Lipoprotein-Apherese

Die Behandlungsdauer ist abhängig von der Blutflussrate (bis zu 100 ml/min) und dem Ziel-Blutvolumen. Sie liegt bei DALI bei etwa 1,5 Stunden, bei der Immunadsorption bei etwa 3,5 Stunden (Derfler et al. 2015). Die Gefäßzugänge sind üblicherweise zwei periphere Armvenen. Über eine Vene wird Blut entnommen, über eine zweite Vene, wenn möglich am kontralateralen Arm oder zumindest in unterschiedlichen venösen Strombahnen, wird das Blut zurückgeführt. Die Punktionsstellen werden nach der Apheresesitzung mit Kompressionsverbänden versorgt, welche einige Stunden oder bis zum nächsten Tag belassen werden sollten. Eine Shuntanlage wird aufgrund der Hyperlipidämie-assoziierten Thrombophilie und wegen der dadurch häufig auftretenden Shunt-Thrombosen vermieden. Außerdem würde die Shuntanlage eine starke kardiale Belastung darstellen, die bei vielen Lp-Apherese-PatientInnen kontraindiziert wäre (Derfler et al. 2015).

Eine Antikoagulation ist bei der Lp-Apherese erforderlich, um die Blutgerinnung im extrakorporalen Kreislauf zu verhindern. Die körperfremde Oberfläche des Schlauchsystems führt ansonsten zur Aktivierung der intrinsischen Blutgerinnung. Üblicherweise werden Citrat und/oder Heparin zur Antikoagulation verwendet (Lee and Arepally 2012).

Citrat führt zur reversiblen Bindung und Inaktivierung von Kationen, unter anderem Kalzium und Magnesium. Das freie ionisierte Kalzium, das von Citrat gebunden wird, ist ein wichtiger Co-Faktor der Hämostase. Citrat wird rasch in Leber, Niere und Skelettmuskulatur zu drei Wasserstoffionen, drei Molekülen Bikarbonat und Kalzium metabolisiert, etwa 20% werden unmetabolisiert renal ausgeschieden. Die Halbwertszeit beträgt etwa 35 Minuten. Die Citrat Gabe wird so gering wie möglich, aber ausreichend für die Antikoagulation, dosiert (Lee and Arepally 2012). Bei der Immunadsorption und DALI wird eine Citrat-Lösung (ACD-A - acid citrate dextrose – A) verwendet, welche in das afferente Schlauchsystem in einem Verhältnis von 1:20 bis 1:40 relativ zum Blutfluss verabreicht wird (Derfler et al. 2015).

Die Kombination von unfraktioniertem Heparin mit Citrat zur Antikoagulation eignet sich, um Citrat möglichst niedrig zu dosieren. Heparin wirkt antikoagulatorisch durch die Bindung von Antithrombin und führt damit zur raschen Inaktivierung verschiedener Gerinnungsfaktoren (Lee and Arepally 2012).

1.2.3. Nebenwirkungen der Lipoprotein-Apherese

Nebenwirkungen können aufgrund der Antikoagulation auftreten. Citrat kann zu Hypokalziämie, Hypomagnesiämie oder metabolischer Alkalose führen, was jedoch nur sehr selten vorkommt. Das häufigste beobachtete Frühsymptom der Citrat-Nebenwirkung ist ein leichtes Kribbeln bzw. eine milde Parästhesie, meist perioral beginnend. PatientInnen müssen auf diese mögliche Nebenwirkung hingewiesen werden, da diese auch erst einige Stunden nach der Lp-Apherese eintreten kann. Ein erhöhtes Risiko für Citrat-assoziierte Nebenwirkungen besteht bei PatientInnen mit Leber- oder Niereninsuffizienz und ist individuell mengen- bzw. dosisabhängig (Flussgeschwindigkeit, Dosierung, Therapiedauer). Wenn die Metabolisierung von Citrat verlangsamt abläuft, kann es vermehrt zur Hypokalzämie kommen, wenn Bikarbonat vermindert renal ausgeschieden werden kann, zu metabolischen Alkalosen. Um eine Hypokalzämie bei der Lp-Apherese zu vermeiden, bekommen die PatientInnen eine orale Kalziumlösung konstant bei jeder Behandlung als Supplement. Die Dosierung erfolgt individuell nach Symptomen. In Akutfällen ist eine langsame intravenöse Applikation mittels

Infusion möglich und auch notwendig (Derfler et al. 2015). Nebenwirkungen von Heparin sind eine erhöhte Blutungsneigung und (extrem selten) die Heparin-induzierte Thrombozytopenie (Salter et al. 2016).

Anaphylaktische Reaktionen wurden bei PatientInnen unter laufender ACE- (Angiotensin-converting-enzyme) Hemmer-Therapie beobachtet. Durch die Kontaktaktivierung des Kallikrein-Kinin-Systems mit negativ geladenen Oberflächen der Lp-Apherese-Systeme DALI und Dextransulfatadsorption kommt es zur vermehrten Bradykinin-Bildung im Körper. Durch die ACE-Hemmer ist die Kininase II, die für den Abbau von Bradykinin verantwortlich ist, gehemmt. Die daraus resultierende hohe Bradykinin-Konzentration im Körper verursacht Vasodilatation, Hypotonie, Bradykardie, erhöhte Gefäßpermeabilität, sowie eine Kontraktion der Bronchien und der Darmmuskulatur. Anfangs zeigen sich Hitzegefühl und abdominelle Schmerzen. Es kommt flussabhängig zur anaphylaktischen Reaktion mit Atemnot und Blutdruckabfall, bis hin zum Herz-Kreislaufversagen (Koga et al. 1993). Daher ist die Anwendung von ACE-Hemmern bei Lp-Apherese-Vollblutsystemen kontraindiziert. Als Alternative können Angiotensin-Rezeptor-Blocker gefahrlos eingesetzt werden (Sinzinger et al. 2000).

Selten kommt es zu Synkopen, die als vasovagal, aufgrund einer individuellen Stresssituation im Rahmen der Therapie, beschrieben werden und teilweise zum Abbruch der Therapiesitzung führen. Es kann durch regelmäßige Lp-Apherese-Therapie zu einem Eisenmangel oder einer konsekutiven Eisenmangelanämie kommen (Schatz et al. 2013). Bei schwieriger Venenpunktion kann es zu lokalen Hämatomen kommen, bei verlangsamter Flussgeschwindigkeit zu einer verlängerten Therapiezeit (Stefanutti et al. 2013).

1.3. Therapeutische Effizienz der Lipoprotein-Apherese

Die akute Reduktion ApoB-reicher Lipoproteine während der Behandlung variiert zwischen 50-80% und ist abhängig vom Lp-Apherese-System und dem behandelten Blut-/Plasmavolumen (Wang et al. 2016). Die gleichzeitige Reduktion von HDL-CH mit 5-25% ist unvermeidbar (Schmaldienst et al. 2000).

In den ersten Tagen nach Lp-Apherese wird ein schneller Wiederanstieg des Lp(a) und LDL-CH beobachtet, gefolgt von einem langsameren Anstieg. Nach etwa 1 Woche werden nahezu die Ausgangswerte wieder erreicht. Bei regelmäßiger Therapie kann ein kompletter Wiederanstieg des LDL-CH und Lp(a) verhindert werden (Derfler et al. 2015). Durch die Lp-

Apherese wird die Expression der LDL-CH-Rezeptoren stimuliert, was einen zusätzlichen lipidsenkenden Effekt bewirkt (Streicher et al. 1999). Es stellt sich ein reduzierter Ausgangswert des LDL-CH um etwa 22-38% bei regelmäßiger Lp-Apherese ein (Wang et al. 2016). Abbildung 6 zeigt die therapeutische Effizienz der Lp-Apherese zur LDL-CH-Senkung im Vergleich zum Einsatz von Ernährungsumstellung (Ernährungstherapie) und lipidsenkender Einzel- bzw. Kombinationstherapie.

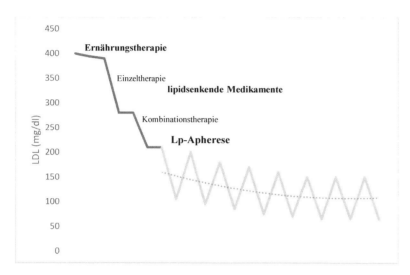

Abbildung 6. Therapeutische Effizienz der Lp-Apherese, modifiziert nach Sinzinger (1993)

Schon in den 90er Jahren wurde bekannt, dass PatientInnen unter Lp-Apherese eine geringere Rate an Re-Stenosen nach perkutaner koronarer Angioplastie (PCA) ohne Stentimplantation im Vergleich zur Kontrollgruppe (21% vs. 53%) aufweisen (Daida et al. 1994, Daida and Yamaguchi 1997). Der zerebrale Blutfluss und die periphere Durchblutung werden verbessert, was auf eine verbesserte Endothelfunktion hinweist (Rubba et al. 1990, Rubba et al. 1993). Die myokardiale Perfusion steigt nach 2-jähriger regelmäßiger Lp-Apherese, was mittels Myokardszintigraphie belegt wurde (Aengevaeren et al. 1996). Symptome einer pAVK wie Claudicatio intermittens können durch die Lp-Apherese verringert werden (Tsuchida et al. 2006). Koronare atherosklerotische Plaques stabilisieren bzw. bilden sich unter regelmäßiger Lp-Apheresebehandlung zurück (Matsuzaki et al. 2002, Safarova et al. 2013). Mittels F18-Deoxyglukose-Positronen-Emissions-Tomographie (18-FDG-PET) wurde gezeigt, dass PatientInnen mit FH signifikant mehr arterielle Inflammation aufweisen. Nach Lp-Apherese sinkt die arterielle Inflammation signifikant (van Wijk et al. 2014). Diesem Studienergebnis ist jedoch entgegenzuhalten, dass es mittels PET-Verfahren nicht möglich ist, atherosklerotische Risikoläsionen klinisch genau zu beurteilen (Brammen et al. 2016).

Etwa 20-35% der PatientInnen mit homozygoter FH entwickelten trotz regelmäßiger Lp-Apherese und frühem Therapiestart im Kindesalter (7-9 Jahre) eine Progression der atherosklerotischen Erkrankung. Jedoch kann durch die Lp-Apherese die eigentlich niedrige Lebenserwartung dieser PatientInnengruppe von 20-30 auf 50-60 Jahre deutlich gesteigert werden (Hudgins et al. 2008, Palcoux et al. 2008, Thompson et al. 2010).

Eine gute Methode, um die Effizienz der Lp-Apherese zu messen, ist die kardiovaskuläre, zerebrovaskuläre und periphervaskuläre Ereignisrate vor und während regelmäßiger Lp-Apheresebehandlung. Bei PatientInnen mit heterozygoter FH kann die kardiovaskuläre Ereignisrate (von 7% auf 1,2% pro Jahr), sowie die myokardiale Revaskularisation (von 22,8% auf 3,8% pro Jahr) unter Lp-Apherese stark gesenkt werden (Koziolek et al. 2010).

Bei PatientInnen mit erhöhtem Lp(a) kann die kardiovaskuläre Ereignisrate durch regelmäßige Lp-Apherese um 75-86% verringert werden (Jäger et al. 2009, Leebmann et al. 2013, Rosada et al. 2014). Auch die zerebro- und periphervaskuläre Ereignisrate bei PatientInnen mit hohem Lp(a) sinkt unter Lp-Apherese um 76% (Leebmann et al. 2013). Die Effizienz der Lp-Apherese kardiovaskuläre Ereignisse zu reduzieren, ist bei Personen mit isoliert erhöhtem LDL-CH geringer als bei Personen mit erhöhtem Lp(a) (-54% vs -83%) (von Dryander et al. 2013).

1.4. Pleiotrope Effekte der Lipoprotein-Apherese

Neben der akuten Absenkung der Lipoproteine besitzt die Lp-Apherese noch weitere positive so genannte pleiotrope nicht-Lipideffekte, die Auswirkungen auf das Risiko der Atheroskleroseprogression und –entstehung haben. Die pleiotropen Effekte der Lp-Apherese sind in Tabelle 4 zusammengefasst.

Tabelle 4. Pleiotrope Effekte der Lp-Apherese

• Fibrinogen, Gerinnungsfaktoren ↓ • Thrombozytenaktivierung ↓ • pro-inflammatorische Zytokine ↓, anti-inflammatorische Zytokine ↑ • Adhäsionsmoleküle ↓ • endotheliale Mediatoren: endotheliale Stickstoffmonoxid-Synthase (eNOS) ↑, Stickstoffmonoxid (NO) ↑ • hepatozellulärer Wachstumsfaktor (HGF) ↑ • B-natriuretisches Peptid (BNP) ↓	• Gesamteiweiß, Albumin ↓ • Transferrin, Ferritin ↓ • α1-, α2-, β-, γ- Globuline ↓, Immunglobulin A, M, G ↓ • C-reaktives Protein (CRP) ↓ • Apolipoprotein C-III ↓ • Mikroalbuminurie ↓ • Serum-Amyloid A und P ↓ • Vitronektin ↓ • Marker des oxidativen Stresses ↓

1.4.1. Pleiotrope Effekte auf das Gerinnungssystem

Die Blutgerinnung wird durch Lp-Apherese signifikant beeinflusst. Das Ausmaß der Veränderungen ist abhängig von dem angewandten Lp-Apherese-System. Die Absenkung von Fibrinogen reicht zum Beispiel von etwa 11% (DALI) bis zu 53% (HELP), die Elimination der Gerinnungsfaktoren VII von 4% (DALI) bis 36% (HELP) und Faktor VIII von 60% (DALI) bis zu 99% (HELP) (Knisel et al. 1993). Die aktivierte partielle Thromboplastinzeit (aPTT) und Prothrombinzeit wird durch alle Systeme verlängert. DALI hat einen größeren Einfluss auf die intrinsischen Gerinnungsfaktoren (IX, XI, Präkallikrein, hochmolekulares Kininogen), während HELP durch die stärkere Beeinflussung von Fibrinogen den Prothrombin-Komplex (II, VII, X) verändert (Julius et al. 2000, Dihazi et al. 2008). Auch einige Komplementfaktoren, wie C3 und C4 werden vermindert (Dihazi et al. 2008, Yuasa et al. 2014). Die Thrombozytenaktivierung verringert sich signifikant (Sinzinger et al. 1996). Die meisten Parameter normalisieren sich bereits am Tag nach der Lp-Apherese wieder. Bei regelmäßiger Anwendung der HELP-Apherese kann es zu einer konstanten Absenkung von Fibrinogen um etwa 30% kommen (Julius et al. 2013). Ob die akute Absenkung von Fibrinogen einen Vorteil bringt, wird diskutiert (Schmaldienst et al. 2000). Sie führt zu einer niedrigeren Blutviskosität und verbessert dadurch die Fließeigenschaften des Blutes (Julius et al. 2015), führt aber auch gleichzeitig zu einer erhöhten Blutungsneigung. Die Mikrozirkulation wird verbessert und therapeutische Effekte der Lp-Apherese, wie die verbesserte myokardiale Perfusion oder die Verlängerung der Gehstrecke bei pAVK PatientInnen nach Lp-Apherese wird dadurch erklärt (Ramunni et al. 2007).

1.4.2. Vaskuläre pleiotrope Effekte

Durch die Lp-Apherese werden endotheliale Progenitorzellen (EPC) signifikant stimuliert, welche zur Neovaskularisation und somit zur vaskulären Reparatur von Blutgefäßen beitragen. Außerdem wird die endotheliale Stickstoffmonoxid-Synthase (eNOS) Aktivität durch EPC erhöht. Durch die vermehrte NO- Produktion werden die Leukozytenadhäsion, die Thrombozytenaggregation, sowie die Oxidation der Lipoproteine vermindert und es kommt zur Vasodilatation (Patschan et al. 2009, Ramunni et al. 2013).

Die Verbesserung des Blutflusses führt zu einer signifikanten Reduktion des Brain-natriuretic peptide (BNP), einem Marker der Herzinsuffizienz (Moriarty et al. 2010).

Die Lp-Apherese führt zu einem Anstieg des hepatozellulären Wachstumsfaktors (HGF – hepatocyte growth factor), welcher eine zentrale Rolle in der Angiogenese spielt (Kojima et al. 2001).

Es ist bekannt, dass pro-inflammatorische und pro-atherogene Mediatoren zu einer Neovaskularisation, vor allem im postischämischen Zustand, führen. Anti-inflammatorische und antiatherogene Mediatoren verhindern die Neovaskularisation (Stefanutti et al. 2011). Die Balance zwischen anti- und pro-inflammatorischen Zytokinen spielt auch eine große regulatorische Rolle bei der Stabilität eines atherosklerotischen Plaques (Libby et al. 2010).

In der Literatur werden die Veränderungen der Lp-Apherese auf die pro-inflammatorischen Zytokine, wie Tumornekrosefaktor-alpha (TNF-alpha), Interleukin (IL)-1, IL-6, IL-8 und IL-12 als sinkend oder auch gleichbleibend beschrieben (Utsumi et al. 2007, Stefanutti et al. 2011). Eine Senkung der pro-inflammatorischen Zytokine führt zu einer geringeren Stimulation und Aktivierung von inflammatorischen Prozessen, sowie der Thrombozytenaggregation. Die pro-inflammatorischen Zytokine IL-6 und CRP sind bei Myokardinfarkt, instabiler Angina pectoris, und Re-Stenosen (nach PCA ohne Stentimplantation) erhöht (Ikeda et al. 2001). Anti-inflammatorische Zytokine, wie IL-4 oder IL-10 steigen durch Lp-Apherese signifikant an (Stefanutti et al. 2011).

Intrazelluläre Adhäsionsmoleküle (ICAM-1, VCAM-1, E-Selektin), welche eine wichtige Rolle bei der Leukoyztenadhäsion im Rahmen der Atherogenese spielen, sinken signifikant durch regelmäßige Lp-Apherese (Sampietro et al. 1997, Utsumi et al. 2007, Stefanutti et al. 2011).

Vitronektin, ein Glykoprotein, das Zelladhäsion und –aggregation an Stellen vaskulärer Vulnerabilität fördert (Ekmekci and Ekmekci 2006), wird durch Lp-Apherese nachweislich gesenkt (Yuasa et al. 2014).

Zu den negativen pleiotropen Effekten der Lp-Apherese zählt die Verminderung des vaskulären endothelialen Wachstumsfaktors (VEGF) (Hovland et al. 2009, Stefanutti et al. 2011). Eine Verminderung des VEGF führt zur Akzeleration der Atherosklerose (Studentova et al. 2016).

1.4.3. Pleiotrope Protein-Effekte

Die Lp-Apherese hat auch einen Einfluss auf die Plasmaproteine, das Ausmaß der Veränderungen unterscheidet sich je nach Lp-Apherese-System. Das Gesamteiweiß sinkt nach Lp-Apherese unter den Normwert. Die geringsten Veränderungen zeigen die Vollblutsysteme DALI und Dextransulfatadsorption. Die akute Absenkung von Albumin kann durch die Bindung an die Lipoproteine, die Präzipitation bzw. Filterung oder die Bindung an die negativ geladene Oberfläche des Adsorbers erklärt werden. Der Verlust von Albumin beträgt je nach Lp-Apherese-System 5-12%. Die Albuminwerte sinken jedoch mit keinem Lp-Apherese-System unter die Norm (Dihazi et al. 2008, Yuasa et al. 2014, Julius et al. 2015).

Alpha1-, Alpha2-, Beta- und Gamma-Globuline, Immunoglobulin A, M und G sinken nach der Lp-Apherese, bleiben jedoch im Normbereich. Die Folgen des Verlusts der Globuline sind weitgehend unklar. Obwohl Immunoglobulin M sinkt, ist keine erhöhte Anzahl an Infektionen nach Lp-Apherese bekannt (Julius et al. 2015). Therapeutisch wurde der Effekt der Absenkung des Immunglobulin M bereits verwendet, um selektiv Immunoglobulin M Antikörper zu eliminieren, um ABO-inkompatible PatientInnen für eine Transplantation vorzubereiten (Holgersson et al. 2014).

Ein Eisenmangel oder eine konsekutive Eisenmangelanämie wird häufig bei Lp-Apherese-PatientInnen beobachtet (Schatz et al. 2013). Transferrin und Ferritin Konzentrationen sinken durch Lp-Apherese (Yuasa et al. 2014, Julius et al. 2015). Es ist daher ratsam den Eisenstatus (Eisen, Ferritin, Transferrin und Transferrinsättigung) bei Lp-Apherese-PatientInnen regelmäßig zu kontrollieren (Schatz et al. 2013).

Die physiologische Bedeutung und die langfristigen Folgen vom akuten Proteinverlust sind unklar. Viele der Proteine werden schon innerhalb weniger Stunden nach Beendigung der Lp-

Apherese erneuert. Ob es zu Immunantworten im Körper und der Förderung der Immun-Kompetenz kommt, ist ungeklärt (Julius et al. 2015).

C-reaktives Protein (CRP), ein Akutphase-Protein, ist ein individueller Risikofaktor für Atherosklerose (Schulz et al. 2016). Die Synthese von CRP wird von IL-6 und weniger auch von TNF-alpha stimuliert und kann durch Lp-Apherese signifikant gesenkt werden (Wang et al. 2004, Otto et al. 2007).

Die Lp-Apherese vermindert eine Mikroalbuminurie bei PatientInnen mit familiärer Hypercholesterinämie (Sinzinger and Kritz 1999). Serum-Amyloid A und P sind an der Atherosklerose gering beteiligt und werden durch die Lp-Apherese nahezu komplett aus dem Plasma entfernt, um dann innerhalb etwa einer Woche wieder auf die Ausgangswerte anzusteigen. Es ist nicht klar, ob auch bereits abgelagertes Amyloid durch Lp-Apherese beeinflusst wird, oder nur Neuablagerungen verhindert werden. Nachdem Amyloidablagerungen auch eine Rolle bei der Alzheimer Demenz spielen, könnte diese eventuell durch Lp-Apherese beeinflusst werden (Palumbo et al. 2000).

Apolipoprotein C-III (ApoC-III) spielt eine wesentliche Rolle bei der Hypertriglyzeridämie. Es hemmt die Lipoproteinlipase (LPL), welche für die Spaltung der Triglyzeride verantwortlich ist (Ooi et al. 2008). Die Lp-Apherese senkt ApoC-III und hat somit auch einen protektiven Effekt bei Hypertriglyzeridämie. Personen mit Nullmutationen des ApoC-III haben höheres HDL-CH, niedrigeres LDL-CH und TG, sowie weniger atherosklerotische Gefäßereignisse (Yuasa et al. 2014).

1.4.4. Pleiotrope oxidative Effekte

Lipoproteine werden von den Scavenger-Rezeptoren der Makrophagen aufgenommen, was zur Bildung von Schaumzellen führt und den Beginn eines atherosklerotischen Plaque darstellt (Brown and Goldstein 1983). Die oxidative Modifikation der Lipoproteine spielt in der Pathogenese der Atherosklerose eine große Rolle. Die Oxidation wird typischerweise durch hoch reaktive Radikale (freie Radikale auf Sauerstoffbasis (ROS), Stickstoffbasis (RNS) oder schwefelhaltiger Basis) initiiert. Zuerst wird Fibrinogen modifiziert, danach HDL-CH. Durch die Oxidation des HDL-CH kann die anti-oxidative Eigenschaft verloren gehen bzw. sogar in einen pro-oxidativen Status umgewandelt werden (Steinberg et al. 1989, Nagano et al. 1991). Kleine, dichte Lipoproteinpartikel mit hohem ApoB-Anteil sind schädlicher, weisen eine höhere Atherogenität auf und werden rascher modifiziert (Tribble et al. 1992). Durch die zuerst stattfindende Modifikation von Fibrinogen und HDL-CH-Partikel wird die Zytotoxizität und die mit der Modifikation zunehmende Atherogenität der LDL-CH- bzw. Lp(a)-Partikel vermindert.

Oxidiertes LDL-CH und Lp(a) induzieren die Expression von Adhäsionsmolekülen und pro-inflammatorischen Zytokinen und führen zu endothelialer Apoptose (Libby et al. 2010). Oxidiertes Lp(a) vermindert die endotheliale Stickstoffmonoxid-Synthase (eNOS) und verstärkt dadurch die endotheliale Dysfunktion (Moeslinger et al. 2000). Außerdem werden oxidierte Lipoproteine vermehrt von den Scavenger-Rezeptoren der Makrophagen aufgenommen und ermöglichen dadurch eine verstärkte und rascher verlaufende Atherosklerose (Brown and Goldstein 1983). Natives Lp(a) ist stärker atherogen als LDL-CH. Die höhere Affinität des Lp(a) an die Gefäßintima zu binden, der vermehrte Einstrom, welcher langsamer verläuft, und die verlängerte Retention in der Gefäßwand induzieren vermehrten oxidativen Stress (Klezovitch et al. 1998). Oxidierte Phospholipide, LDL-CH und Lp(a) lösen Apoptose in Makrophagen aus, was die Destabilisierung atherosklerotischer Plaques zur Folge haben kann (Seimon et al. 2010).

In den späten 90er-Jahren wurde eine Reihe an Studien zur Wirkung der Lp-Apherese auf die oxidative Veränderung der Lipoproteine durchgeführt.

Durch die Oxidation mehrfach ungesättigter Fettsäuren entstehen in den Lipidanteilen der Lipoproteine konjugierte Diene. Die Bereitschaft der Lipoproteine zur Oxidation kann unter anderem anhand der Kupfer-induzierten Bildung von Dienen in-vitro aufgezeigt werden. Nach Zugabe von Kupfersulfat zum LDL-CH wird die Absorption beobachtet. Die Latenzzeit bis zur Oxidation wird als Lag-phase in Minuten angegeben. Während dieser Zeit werden die endogenen Antioxidantien verbraucht. Danach startet die Lipidperoxidation, wobei die ungesättigten Fettsäuren des LDL-CH zu Lipidhydroperoxiden oxidiert werden bis die maximale Dienbildung (Absorptionsrate) erreicht wird. Je höher die Konzentration der mehrfach gesättigten Fettsäuren im LDL-CH-Partikel ist, desto höher das Maximum der Dienbildung (Esterbauer et al. 1989). Die Resistenz des LDL-CH gegen oxidative Veränderungen wird durch Lp-Apherese erhöht. Dies zeigt die signifikante Verlängerung der Lag-phase nach Lp-Apherese (Napoli et al. 1997, Donner et al. 1999, Hahnel et al. 1999, Kroon et al. 1999, Lepage et al. 2000, Stefanutti et al. 2001). 2-3 Tage nach der Lp-Apherese erreicht die Lag-phase wieder ihren Ausgangswert (Kroon et al. 1999). Bei regelmäßiger Anwendung der Lp-Apherese kann sich als positiver Langzeiteffekt eine vergleichbare Lag-phase wie bei einer normolipidämischen Kontrollgruppe ergeben (Stefanutti et al. 2001). Antioxidantien, wie Phospholipid-Plasmalogene, werden durch die Lp-Apherese signifikant um etwa 50% erhöht. Es zeigt sich eine positive Korrelation zwischen der Verlängerung der Lag-phase und der Erhöhung der Phospholipid-Plasmalogene (Bräutigam et al. 1996, Hahnel et al. 1999).

Nach der Lp-Apherese zeigen sich Oxidationsprodukte, wie Oxysterole, Lipidhydroperoxide und mehrfach ungesättigte Fettsäuren (Napoli et al. 1997, Lepage et al. 2000, Stefanutti et al. 2001), sowie oxidiertes LDL-CH (Pulawski et al. 2003) vermindert im Plasma. Auch die verminderten Werte von Malondialdehyd, stabile Abbauprodukte der Lipidperoxidation (Napoli et al. 1997, Kurtoglu et al. 2003, Pulawski et al. 2003), sowie der Autoantikörper gegen oxidiertes LDL-CH (Turk et al. 1999) weisen auf verminderte oxidative Vorgänge im Körper nach der Lp-Apherese hin. Hingegen zeigen andere Studien, dass es nach Lp-Apherese keine Veränderungen auf oxidative Marker, wie Malondialdehyd, gibt (Ballard et al. 2016).

Isoprostane entstehen bei der Lipidperoxidation von Arachidonsäure unter Umgehung der Cyclooxygenase. Sie sind in verschiedenen Körperflüssigkeiten, lokal im Gewebe oder systemisch (Serum, Plasma, Harn, Speichel) nachweisbar. Isoprostane stellen den besten in-vivo Marker zum Nachweis der Oxidation dar (Milne et al. 2005). 8-epi-Prostaglandin F2α (8-epi-PGF2α), ein vasokonstriktorisch und proaggregatorisch wirkendes Isoprostan, sinkt signifikant durch Lp-Apherese, was darauf hindeutet, dass die in-vivo Oxidation verringert wird (Oguogho et al. 2000).

Eine physiologische Rolle des Lp(a) ist es, oxidierte Phospholipide und die Lipoprotein-assoziierte Phospholipase A2 (Lp-PLA2) im Blutkreislauf zu binden und zu transportieren (Bergmark et al. 2008, Tsimikas and Witztum 2008). Oxidierte Phospholipasen sind pro-inflammatorisch aktiv und kommen vermehrt bei Personen mit KHK, pAVK oder cAVK vor (Taleb et al. 2011). Lp-PLA2 ist bei normolipidämischen Personen hauptsächlich an LDL-CH gebunden, bei zunehmender Hypercholesterinämie steigen die Werte an. Bei erhöhten Lp(a)-Werten bindet die Lp-PLA2 vermehrt an Lp(a) und moduliert die oxidierten Phospholipasen, führt zur Instabilisierung der atherosklerotischen Plaques und erhöht das Risiko für kardiovaskuläre Ereignisse (Tellis and Tselepis 2009). Die Lp-Apherese verringert Lp-PLA2 und oxidierte Phospholipide signifikant (Arai et al. 2012).

1.4.5. Antioxidative Effekte

Antioxidative Funktionen, die die Bildung von ROS und RNS verzögern oder verhindern können, sind unter anderem Chelatbildner (Transferrin, Albumin), Enzyme (Katalase, Superoxiddismutase), Ascorbinsäure, Harnsäure, Bilirubin, Glutathion, Induktoren für Hitzeschockproteine, Fibrinogen oder Vitamin E (Tocopherol), Vitamin C (Ascorbinsäure) und Beta-Carotine. Außerdem zählt die antioxidative Wirkung zu den pleiotropen, nicht-Lipid Effekten der Statine.

Lp-Apherese erhöht signifikant die Vitamin E/Cholesterin Ratio (Solichova et al. 2015). Jedoch zeigen Vitamin E, Vitamin C und Beta-Carotine keinen Effekt auf das kardiovaskuläre Risiko (Brown et al. 2002). Die Gabe von Ascorbinsäure (Vitamin C) als begleitende Therapie zur Lp-Apherese hemmt den H_2O_2-induzierten oxidativen Stress (Chien et al. 2004). Die Plasma Gluthation Konzentration steigt bei regelmäßiger Lp-Apherese an (Schettler et al. 1999, Stefanutti et al. 2001).

Eine die Lp-Apherese begleitende Therapie mit Statinen soll zusätzlich die oxidativen Vorgänge in-vivo reduzieren. Die totale antioxidative Kapazität steigt, Antikörper gegen oxidiertes LDL-CH und die endogenen Peroxidasen sinken (Resch et al. 2006). Es wurde nachgewiesen, dass sich die Lag-phase bei Einnahme von Statinen, sowie der Durchführung der Lp-Apherese signifikant verlängert (Sobal and Sinzinger 2005).

1.5. Zielsetzungen

Ziel dieser Arbeit war es, die qualitativen und quantitativen Veränderungen der Lipoproteine durch Lp-Apherese zu erfassen. Die Veränderungen der in-vivo Oxidationsschädigung unter regelmäßiger Lp-Apherese wurden als primäres Ziel definiert. Als sekundäres Ziel wurden die Veränderungen der Lipoproteine bezüglich ihrer Bereitschaft zur Oxidation untersucht. Die Veränderungen der in-vivo Oxidationsschädigung und die Bereitschaft der Lipoproteine zur Oxidation bei gleichzeitiger Statintherapie (Regelfall) vs. nicht (bei Statinunverträglichkeit) wurden verglichen, um den antioxidativen Einfluss der zusätzlichen Statintherapie zu untersuchen. Die Veränderungen sämtlicher Lipoproteinparameter (Gesamtcholesterin (CH), HDL-CH, Non-HDL-CH, LDL-CH, TG, Lp[a]) unter regelmäßiger Lp-Apherese wurden beschrieben.

2. Material und Methoden

2.1. Studiendesign und Stichprobe

Es handelt sich um eine retrospektive Datenauswertung, die im Institut Athos, dem Institut zur Diagnose und Therapie von Atherosklerose und Fettstoffwechselstörungen in Wien, durchgeführt wurde. Die Ethikkommission der Medizinischen Universität Wien erteilte der Studie mit der Antragsnummer EK 1671/2015 mit 28.12.2015 ein positives Votum.

Detaillierte Informationen zu den vorhandenen Lipid- und Oxidationsparametern, den Krankengeschichten der PatientInnen und sonstigen zu erhebenden Variablen wurden aus den im Institut Athos vorhandenen PatientInnenakten manuell extrahiert. Eingeschlossen wurden retrospektiv männliche und weibliche PatientInnen ab dem Jahr 2002, die im Institut Athos eine regelmäßige primär- oder sekundärpräventive wöchentliche bzw. 14-tägige Lp-Apherese erhielten. Im Institut Athos finden zwei Lp-Apherese-Vollblutsysteme Anwendung, die Dextransulfatadsorption und die direkte Adsorption von Lipoproteinen (DALI). Ausgeschlossen wurden jene PatientInnen, die keine schriftliche Einwilligung zur Teilnahme an der Studie gaben und die die Voraussetzungen zur Lp-Apherese-Therapie (siehe Indikationen zur Lp-Apherese) nicht erfüllten.

Die gesamte Stichprobe belief sich auf 30 Personen. Der Hauptzielparameter und ein Nebenzielparameter (Oxidationsparameter) wurden nur bei 11 Personen ausgewertet, da diese Werte von den restlichen Personen nicht erhoben wurden. Die PatientInnen waren zum Zeitpunkt des Therapiebeginns bzw. der Probengewinnung zwischen 34 und 73 Jahre alt, sowohl weiblich als auch männlich und unterzogen sich der Lp-Apherese teilweise primär-, überwiegend sekundärpräventiv.

2.2. Parameter

2.2.1. Hauptzielparameter

Die Veränderung der in-vivo Oxidationsschädigung wurde mittels 8-epi-PGF2α im Plasma vor und nach der ersten Lp-Apherese, sowie 3, 6 und 12 Monate nach Beginn der Therapie dargestellt.

2.2.2. Nebenzielparameter

Die Veränderung der Bereitschaft zur Oxidation von LDL-CH wurde anhand der Bildung konjugierter Diene mit Kupfer-Induktion im Plasma vor und nach der ersten Lp-Apherese, sowie 3, 6 und 12 Monate nach Beginn der Therapie dargestellt. Es wurden die Lag-phase (Minuten), während der endogene Antioxidantien verbraucht werden, sowie die maximale Dienbildung (Absorptionsrate) retrospektiv erfasst.

Die Veränderungen der in-vivo Oxidationsschädigung (8-epi-PGF2α) und der Bereitschaft des LDL-CH zur Oxidation (Lag phase, maximale Dienbildung) der PatientInnen in der Gruppe, die gleichzeitig eine Statintherapie erhielten, wurden der Gruppe mit Statinunverträglichkeit gegenübergestellt, um den Einfluss der Statine auf die Oxidation zu untersuchen.

Die Veränderungen sämtlicher Lipoproteinparameter (CH, HDL-CH, Non-HDL-CH, LDL-CH, TG, Lp[a]) wurden vor Beginn der Lp-Apherese, sowie zweimal innerhalb des Beobachtungszeitraums von 12 Monaten nach Beginn der Therapie erfasst und ausgewertet.

2.2.3. Kovariable

Es wurden sämtliche Parameter zur PatientInnen-Charakteristik, Hyperlipidämie, Lp-Apherese und atherosklerotischen (Begleit-) Erkrankungen erhoben. Die Daten wurden aus den PatientInnenakten im Institut Athos manuell ermittelt. In Tabelle 5 sind sämtliche erhobene Kovariablen aufgelistet.

Tabelle 5. Kovariable

Therapiebeginn (Jahr)
Alter zu Therapiebeginn in Jahren
Geschlecht
Gewicht in kg zu Therapiebeginn
Gewicht in kg, 6 Monate nach Behandlungsbeginn
Körpergröße in m
Body Mass Index (BMI): Körpergewicht in kg / (Körpergröße in m)2
BMI, 6 Monate nach Behandlungsbeginn
Sport/körperliche Betätigung: Ja: >3h/Woche, Nein: <3h/Woche
Nichtraucher / Nikotinabusus / Status post (St.p.) Nikotinabusus
Familienanamnese: „positiv", wenn ein oder mehrere Blutsverwandte an KHK, CAVK oder pAVK vor dem 55. Lebensjahr erkrankten
Primärprävention: keine atherosklerotische Begleiterkrankung zu Therapiebeginn
Sekundärprävention: eine oder mehrere atherosklerotische Begleiterkrankungen vor Therapiebeginn

Erstdokumentation der Hyperlipidämie: Alter in Jahren

Erstdokumentation - Jahre vor Apheresebeginn

Atherosklerotische Erstmanifestation: Alter in Jahren

Atherosklerotische Erstmanifestation - Jahre vor Apheresebeginn

Lokalisation der atherosklerotischen Erstmanifestation: keine, KHK, pAVK, cAVK, Insult, Nierenarterienstenose (NAST)

Hyperlipidämie

- LDL-CH ↑, wenn individueller LDL-CH-Zielwert nicht erreicht wurde
  - LDL-CH-Ziel bei PatientInnen mit sehr hohem Risiko LDL-CH < 70 mg/dl, bei PatientInnen mit hohem Risiko LDL-CH < 100 mg/dl, bei PatientInnen mit mäßig erhöhtem Risiko LDL-CH < 115 mg/dl (Catapano et al. 2016)
- TG ↑, wenn TG im Nüchternzustand > 150mg/dl (Catapano et al. 2016)
- Lp(a) ↑, wenn Lp(a) > 100 mg/dl (Derfler et al. 2015)
- LDL-CH ↑+Lp(a) ↑ + TG ↑
- LDL-CH ↑ + TG ↑
- LDL-CH ↑ + Lp(a) ↑
- Lp(a) ↑ + TG ↑

Lp(a): < 30 mg/dl, 30-100 mg/dl, > 100 mg/dl

Lp-Apherese-Indikation (Derfler et al. 2015)

- LDL-CH ↑, wenn eine dokumentierte Unverträglichkeit gegen sämtliche Statine besteht und der LDL-CH-Zielwert nicht erreicht wird oder zu hohe LDL-CH-Werte trotz Lebensstilmodifikation und maximal tolerierter medikamentöser Kombinationstherapie und dokumentierte progrediente Atherosklerose bestehen
- Lp(a) ↑, wenn Lp(a) > 100 mg/dl und dokumentierte progrediente Atherosklerose vorliegt

Statinunverträglichkeit: wenn ja, (Catapano et al. 2016)

- Muskelsymptome
- CK ↑, wenn CK > 200 U/l
- Leberparameter ↑, wenn bei Männern GOT bzw. GPT > 50 U/l, bei Frauen GOT bzw. GPT > 35 U/l
- Übelkeit

Statineinnahme zu Therapiebeginn: Simvastatin, Lovastatin, Pravastatin, Fluvastatin, Atorvastatin, Rosuvastatin, keine

Lp-Apherese-System: DALI (Fresenius Medical Care), Dextransulfatadsorption (LiposorberD, Kaneka Pharma Europe N.V.)

Ziel-Blutvolumen: 8 Liter, 10 Liter

Begleiterkrankungen zu Therapiebeginn (in PatientInnenbefunden beschrieben oder anamnestisch erhoben)

- KHK: 1-Gefäß-Erkrankung, 2-Gefäß-Erkrankung, 3-Gefäß-Erkrankung
- pAVK inklusive Stadieneinteilung nach Fontaine
- cAVK
- Atherosklerose anderer Lokalisation (z.B. Aorta abdominalis, Arteria renalis)
- Status post transitorisch ischämischer Attacke (TIA) oder cerebraler Insult
- Arterielle Hypertonie, wenn ein oder mehrere Antihypertensiva eingenommen werden
- Diabetes mellitus Typ II: nicht-insulin-abhängiger Diabetes mellitus (NIDDM), insulin-abhängiger Diabetes mellitus (IDDM)
- Vorhofflimmern

Anzahl der Interventionen vor Beginn und im Beobachtungszeitraum nach der Lp-Apherese
- KHK: PCA mit oder ohne Stent, koronarer Bypass
- pAVK: Thrombendarteriektomie (TEA), perkutane transluminale Angioplastie (PTA) mit oder ohne Stent, Bypass der Beingefäße
- cAVK: TEA, supraaortale Stentimplantation
- Atherosklerose anderer Lokalisation: Stentimplantation

Medikamenteneinnahme
- Lipidsenkende Medikamente:
  Ezetimibe, Fibrat, Cholestyramin, Armolipid plus, Omega 3 Fettsäuren (Omega3FS)
- Gerinnungs-/Thrombozytenhemmende Medikamente:
  Marcoumar, Acetylsalicylsäure (ASS), Clopidogrel, direkte orale Antikoagulantien (DOAK)
- Antihypertensiva

2.3. Methodik

Bei PatientInnen, die eine Lp-Apheresetherapie im Institut Athos beginnen, wird vor Beginn, zweimal im ersten Jahr nach Beginn der Therapie und danach jährlich eine Blutabnahme zur Kontrolle der Lipoproteinparameter durchgeführt, um den Erfolg der Therapie zu kontrollieren.

Die Blutabnahme erfolgte in Röhrchen, die 1 mg/ml EDTA oder Heparin enthielten. Diese wurden mit 1500 g für 5 Minuten bei 4°C zentrifugiert. Die Lipoproteinparameter (CH, HDL-CH, LDL-CH, TG, Lp(a)) wurden direkt nach der Blutabnahme bestimmt. Plasmaproben von etwa 15 ml werden bei -70°C routinemäßig eingefroren und im Institut Athos aufbewahrt, um bei Bedarf noch weitere zur Diagnose oder Therapie erforderliche Parameter retrospektiv nachweisen zu können. Non-HDL-CH wurde berechnet (Non-HDL-CH = CH - HDL-CH). Die PatientInnen geben in der Einverständniserklärung des Instituts ihre Zustimmung, dass die im Rahmen der Therapie erhobenen Befunde und klinische Daten anonym zur wissenschaftlichen Bearbeitung verwendet werden dürfen.

Die in-vivo Oxidationsschädigung wurde durch den Nachweis von 8-epi-PGF2α im Plasma mit Enzym-Immunoassays (8-Isoprostane Express EIA Kit von Cayman) ermittelt. Die Isolierung des LDL-CH aus den Plasmaproben erfolgte mittels isopyknischer Dichtegradienten-Ultrazentrifugation mit unterschiedlichen KBr Dichtegradienten von 1,006 bis 1,240 g/ml (Chapman et al. 1981). Alle Ultrazentrifugationsschritte wurden mit einer Ultrazentrifuge (Beckman Coulter GmbH, Krefeld, Deutschland) durchgeführt.

Die Kinetik der Lipidperoxidation wurde mittels Bildung konjugierter Diene mit Kupfer-Induktion im Plasma erfasst (Esterbauer et al. 1989). LDL-CH wurde auf eine Konzentration von 0,25 mg/ml verdünnt, die Oxidation mit dem Zufügen von 0,25 mg/ml Kupfersulfat, auf eine Endkonzentration von 5 µmol/l, gestartet. Unmittelbar nach dem Zufügen von Kupfersulfat wurde die Absorption bei 234 nm (Hitachi U-2000 Spekrophotometer, Osaka, Japan) bei Raumtemperatur für 300 Minuten in 5 Minuten Intervallen beobachtet, um typische konjugierte Dienformationskurven nach Esterbauer et al. (1989) zu erhalten. Die Lag-phase (Minuten), während der endogene Antioxidantien verbraucht werden, sowie die maximale Dienbildung (Absorptionsrate) wurden beschrieben.

2.4. Statistische Methoden

2.4.1. Statistische Analyse

Die statistische Auswertung erfolgte mittels IBM SPSS Statistics Version 24. Die Daten wurden manuell in eine Excel-Tabelle eingegeben und mit SPSS ausgewertet.

2.4.2. Beschreibung des PatientInnenkollektivs

Das gesamte PatientInnenkollektiv (n=30) wurde anhand der erhobenen Kovariablen beschrieben. Die nominalen Daten wurden als absolute und prozentuelle Häufigkeiten angegeben und in Tabellenform dargestellt. Für die metrischen Variablen wurden jeweils der Mittelwert, Standardabweichung, Minimum und Maximum in tabellarischer Form aufgezeigt. Die Charakteristika des PatientInnenkollektivs für die Oxidationsparameter (n=11) wurden einzeln in Tabellenform dargestellt. Mittelwert, Standardabweichung, Minimum und Maximum wurden für metrische Variablen beschrieben.

2.4.3. Primäre Fragestellung

Das primäre Ziel dieser retrospektiven Datenauswertung war es, die Veränderungen der in-vivo Oxidationsschädigung direkt vor (prä Lp-Apherese) und nach Beginn (post Lp-Apherese) der ersten Lp-Apherese, 3, 6 und 12 Monate nach Beginn der Lp-Apherese-Therapie darzustellen. Für die 5 Zeitpunkte wurden die erhobenen Werte aller 11 PatientInnen einzeln tabellarisch aufgezeigt. Median, Minimum und Maximum wurden graphisch mittels Boxplots über die 5 Zeitpunkte dargestellt. Die Nullhypothesen, kein Unterschied in der mittleren Änderung zwischen den Zeitpunkten „prä Lp-Apherese" und „12 Monate", sowie kein Unterschied in der mittleren Änderung zwischen den Zeitpunkten „prä Lp-Apherese" und „post Lp-Apherese", wurden anhand des t-Tests für abhängige Stichproben untersucht. Das Signifikanzniveau wurde mit $p<0{,}05$ festgelegt. Es wurden tabellarisch die Differenzen der Mittelwerte inklusive Standardabweichung und 95% Konfidenzintervall zu den Zeitpunkten „prä Lp-Apherese" und „12 Monate", sowie „prä Lp-Apherese" und „post Lp-Apherese" tabellarisch aufgezeigt.

2.4.4. Sekundäre Fragestellungen

Die Bereitschaft zur Oxidation von LDL-CH wurde anhand der Lag-phase und der maximalen Dienbildung aufgezeigt. Die Darstellung erfolgte rein deskriptiv. Die Daten hierfür lagen von 11 PatientInnen vor. Für die 5 Zeitpunkte wurden die Werte aller 11 PatientInnen einzeln tabellarisch dargestellt. Die Visualisierung der Ergebnisse erfolgte mit Boxplots über die 5 Zeitpunkte. P-Werte der Nullhypothesen, kein Unterschied in der mittleren Änderung zwischen den Zeitpunkten „prä Lp-Apherese" und „12 Monate", sowie kein Unterschied in der mittleren Änderung zwischen den Zeitpunkten „prä Lp-Apherese" und „post Lp-Apherese" wurden mittels t-Test für abhängige Stichproben ermittelt. Diese, sowie die Differenzen der Mittelwerte inklusive Standardabweichung und 95% Konfidenzintervall zu den Zeitpunkten „prä Lp-Apherese" und „12 Monate", sowie „prä Lp-Apherese" und „post Lp-Apherese" wurden jedoch nur im Sinne einer explorativen Darstellung aufgezeigt, auf multiples Testen wurde verzichtet.

Um die Fragestellung, den Vergleich der Veränderungen der Oxidationsbereitschaft und invivo Oxidation mit bzw. ohne Einnahme von Statinen, beantworten zu können, wurden zwei Behandlungsgruppen (Gruppe A: PatientInnen, die Statine einnehmen, n=6; Gruppe B: PatientInnen mit Statinunverträglichkeit, n=5) gebildet. Die Darstellung erfolgte rein deskriptiv. Für jede Gruppe wurden Mittelwert, Standardabweichung, Median, Minimum und Maximum pro Zeitpunkt aufgezeigt.

Die Veränderungen sämtlicher Lipoproteinparameter wurden tabellarisch dargestellt. Es wurden die Zahl der gültigen Werte, Mittelwert, Standardabweichung, Median, Minimum und Maximum pro Zeitpunkt aufgezeigt. Die Nullhypothese (kein Unterschied in der mittleren Änderung zwischen „prä Lp-Apherese" und „2. Kontrolle") wurde anhand des t-Tests für abhängige Stichproben untersucht. Es wurden tabellarisch die Differenzen der Mittelwerte inklusive Standardabweichung und 95% Konfidenzintervall zu den Zeitpunkten „prä Lp-Apherese" und „2. Kontrolle" tabellarisch aufgezeigt. P-Werte wurden angegeben, jedoch nur im Sinne einer explorativen Darstellung.

2.4.5. Multiples Testen

Formal getestet wurde nur die primäre Fragestellung zum zweiseitigen Signifikanzniveau von α=5%. Es wurde in hierarchischer Folge getestet. Zunächst wurde der Zeitpunkt „prä Lp-Apherese" gegen „12 Monate", dann „prä Lp-Apherese" gegen „post Lp-Apherese" getestet. Nur wenn der zuerst durchgeführte Test signifikante Veränderungen aufwies, wurde der folgende Test durchgeführt. Sobald eine Nullhypothese nicht verworfen werden konnte (p>0,05), musste diese sowie alle in der Hierarchie nachgereihten Hypothesen angenommen werden. Aus diesem Grund war keine Korrektur für multiples Testen notwendig.

Bei den sekundären Fragestellungen wurde auf eine Korrektur für multiples Testen aufgrund des explorativen Charakters der Fragestellungen verzichtet. Es wurden für die Vergleiche unadjustierte p-Werte angegeben. Diese haben einen rein explorativen Charakter und sind Hypothesen-generierend. Der Vergleich der Veränderungen in den Gruppen mit bzw. ohne Einnahme von Statinen erfolgte rein deskriptiv.

2.4.6. Begründung der Fallzahl

Die Fallzahl von 11 PatientInnen ergab sich aus der Anzahl der im Institut Athos behandelten PatientInnen, von denen die Oxidationsparameter (8-epi-PGF2α, Lag-phase, maximale Dienbildung) vorhanden waren. Die Fallzahl von 30 PatientInnen ergab sich aus den seit dem Jahr 2002 im Institut Athos behandelten PatientInnen.

2.5. Datenschutz

Alle PatientInnen wurden fortlaufend nummeriert und pseudonymisiert. Während der gesamten Dokumentation, Auswertung und Evaluation wurden sie durch die ihnen zugewiesene Nummer identifiziert. Nur autorisierte Personen (Diplomandin und Betreuer) hatten Zugriff auf die Originaldaten.

2.6. Nutzen-Risiko Evaluierung

Indirekt konnten die in die Studie eingeschlossenen PatientInnen davon profitieren, dass die Effekte der Lp-Apherese weiter untersucht und aufgezeigt wurden. Da es sich um eine retrospektive Analyse handelt, bestand kein Risiko für die PatientInnen. Das einzig mögliche Risiko, das Bekanntwerden der sensiblen PatientInnendaten, wurde durch die Pseudonymisierung und Zugriffsbeschränkung auf die Originaldaten minimiert.

3. Ergebnisse

3.1. PatientInnencharakteristika

3.1.1. Beschreibung des gesamten PatientInnenkollektivs

In die retrospektive Analyse wurden insgesamt 30 Personen eingeschlossen. Die PatientInnen unterzogen sich regelmäßig einmal wöchentlich (n=28) bzw. 14-tägig (n=2) einer Lp-Apherese im Institut Athos. Die unterschiedlichen Intervalle ergaben sich, da es bis etwa 2005 im Institut (wie auch international) üblich war, die Therapie im 14-tägigen Intervall abzuhalten. Das mittlere Alter der PatientInnen bei Therapiebeginn betrug 55,6 ($\pm$ 11,5) Jahre. Der jüngste Patient war bei Therapiebeginn 34 Jahre, der älteste 73 Jahre alt. Überwiegend waren die Teilnehmer männlich (63,3%, n=19). Die männlichen PatientInnen haben im Beobachtungszeitraum im Mittel 2 kg zugenommen, die weiblichen PatientInnen hingegen 5 kg abgenommen. Nur 26,7% (n=8) machen regelmäßig Sport, Nikotinabusus wird von 30% (n=9) regelmäßig betrieben, absolute Nichtraucher sind 20% (n=6) und den Status als Ex-Raucher (Status post Nikotinabusus) haben 50% (n=15). Eine positive Familienanamnese für atherosklerotische Gefäßerkrankungen bei Blutsverwandten <55. Lebensjahr weisen 90% (n=27) auf. Den restlichen 10% (n=3) der PatientInnen ist die Familienanamnese bezüglich atherosklerotischer Gefäßerkrankungen nicht bekannt.

Der Zeitpunkt des Therapiebeginns erstreckt sich vom Jahr 2002 bis 2016. Die Hyperlipidämie wurde im Mittel im Alter von 45,9 ($\pm$ 13,3) Jahren diagnostiziert, was durchschnittlich 10,6 ($\pm$ 10,2) Jahre vor Therapiebeginn war. 90% (n=27) unterziehen sich der Lp-Apherese zur Sekundärprävention. Die Erstmanifestation der Atherosklerose (KHK 53%, n=17; cAVK 15,6%, n=5; pAVK 12,5%, n=4, cerebraler Insult 6,3%, n=2 oder Nierenarterienstenose (NAST) 3,1%, n=1) zeigte sich im Mittel im Alter von 48,4 ($\pm$ 9,9) Jahren und erfolgte 8,1 ($\pm$ 8,8) Jahre vor Beginn der Lp-Apheresetherapie. Erstmanifestationen an zwei Lokalisationen gleichzeitig gab es bei zwei der PatientInnen, welche in den Zahlen miteinberechnet sind. Zur Primärprävention unterziehen sich 10% (n=3) der PatientInnen der Lp-Apherese und hatten demnach noch kein atherosklerotisches Gefäßereignis.

In Abbildung 7 werden die Fettstoffwechselstörungen eingeteilt nach erhöhten Lipoproteinen dargestellt. Bei etwa der Hälfte der PatientInnen (53%, n=16) bestand eine kombinierte Fettstoffwechselstörung. Am häufigsten unter den kombinierten Fettstoffwechselstörungen war die gemeinsame Erhöhung von LDL-CH und Lp(a) (43,8%, n=7), von LDL-CH und TG (31,3%, n=5), von allen atherogenen Lipoproteinen (LDL-CH, TG, Lp(a)) (18,8%, n=3) und von Lp(a) und TG (6,2%, n=1). Isolierte Fettstoffwechselstörungen mit nur einem abnormen Lipoprotein gab es in 47% (n=14) der Fälle, wobei am häufigsten (30%, n=9) eine isolierte LDL-CH-Erhöhung vorkam.

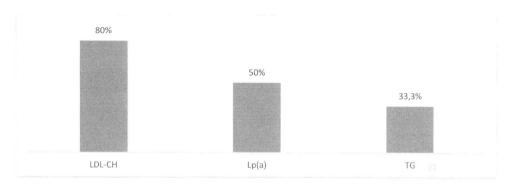

Abbildung 7. Erhöhte Lipoproteine inklusive Mehrfachnennung (n=30) LDL-CH, wenn individueller LDL-CH-Zielwert nicht erreicht wurde, Lp(a) > 100mg/dl, TG (Triglyzeride) im Nüchternzustand > 150 mg/dl

Alle eingeschlossenen PatientInnen erfüllten eine der Indikationen zur Durchführung der Lp-Apherese nach dem österreichischen Lp-Apherese Konsensus. Die Hälfte (50%, n=15) der PatientInnen befanden sich unter Lp-Apherese-Therapie aufgrund eines Lp(a) > 100 mg/dl und dokumentierter progredienter Atherosklerose, die andere Hälfte aufgrund zu hoher LDL-CH-Werte trotz Lebensstilmodifikation und maximal tolerierter medikamentöser Kombinationstherapie und dokumentierter progredienter Atherosklerose.

Wegen einer Statinunverträglichkeit konnten 33% (n=10) kein Statin einnehmen. Gründe der Betroffenen hierfür (inklusive Mehrfachnennungen) waren hauptsächlich Muskelsymptome (90%, n=9) mit oder ohne CK-Erhöhung (Abbildung 8). Statine wurden von 60% (n=18) aller eingeschlossenen PatientInnen in unterschiedlicher Dosierung, je nach Verträglichkeit von Minimal- bis Maximaldosis eingenommen. Davon nahmen 61,1% (n=11) Atorvastatin, 27,8% (n=5) Rosuvastatin und 11,1% (n=2) Simvastatin. Keine Statine wurden von 2 PatientInnen (7%) eingenommen, da sie auf mikronisiertes Fenofibrat eingestellt waren.

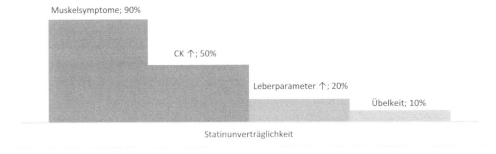

Abbildung 8. Gründe der Statinunverträglichkeit n=10, inklusive Mehrfachnennungen, CK ↑ wenn CK > 200 U/l; Leberparameter ↑ wenn bei Männern GOT bzw. GPT > 50 U/l, bei Frauen GOT bzw. GPT > 35 U/l

Zwei Lp-Apherese-Systeme fanden zu Therapiebeginn Anwendung, DALI (Fresenius Medical Care, Krems, Österreich) und Dextransulfatadsorption (LiposorberD, Kaneka Pharma Europe N.V., Wiesbaden, Deutschland). Die Therapie wurde von 93,3% (n=28) mit DALI begonnen, von 6,7% (n=2) mit Dextransulfatadsorption. Einen Wechsel der Systeme im Untersuchungszeitraum gab es in keinem der Fälle. Das Ziel-Blutvolumen pro Lp-Apheresesitzung war zu Therapiebeginn sowie im Beobachtungszeitraum 8 Liter bei 60% (n=18) und 10 Liter bei 40% (n=12). Dies ergab sich daraus, dass es früher im Institut (wie auch international) üblich war 8 Liter als Ziel-Blutvolumen zu definieren, seit 2013 jedoch bei allen 10 Liter pro Sitzung ausgetauscht werden.

Tabelle 6. PatientInnen-Charakteristika zu Therapiebeginn

		Mittelwert ± Standardabweichung	Bereich [Min;Max]
Therapiebeginn		2012 ± 3	[2002;2016]
Alter		56,2 ± 11,2	[34;73]
Gewicht in kg	m	88 ± 14	[69;118]
	w	72 ± 19	[58;120]
Gewicht in kg, 6 Monate nach Behandlungsbeginn	m	90 ± 14	[69;112]
	w	66 ± 6	[58;73]
BMI	m	27,2 ± 3,9	[22,9;35,2]
	w	26,4 ± 5,0	[22,3;37,9]
BMI, 6 Monate nach Behandlungsbeginn	m	28,1 ± 3,6	[23,5;33,4]
	w	24,2 ± 1,5	[22,3;26,4]
Erstdokumentation der Hyperlipidämie: Alter in Jahren		45,9 ± 13,3	[15;68]
Jahre vor Apheresebeginn		10,9 ± 10,1	[0;35]
Atherosklerotische Erstmanifestation: Alter in Jahren		48 ± 10	[34;68]
Jahre vor Apheresebeginn		8,8 ± 8,8	[0;27]

		%	n
Geschlecht	männlich	63,3	19
	weiblich	36,7	11
Sport		26,7	8
Nichtraucher		20,0	6
Nikotinabusus		30,0	9
St. p. Nikotinabusus		50,0	15
Familienanamnese	positiv	90,0	27
	negativ	0,0	0
	nicht bekannt	10,0	3
Primärprävention		10,0	3
Sekundärprävention		90,0	27
Lokalisation der atherosklerotischen Erstmanifestation	keine	9,4	3
	KHK	53,1	17
	pAVK	12,5	4
	cAVK	15,6	5
	Insult	6,3	2
	NAST	3,1	1
Hyperlipidämie	LDL-CH ↑	30,0	9
	TG ↑	3,3	1
	Lp(a) ↑	13,3	4
	LDL-CH ↑ + Lp(a) ↑ + TG ↑	10,0	3
	LDL-CH ↑ + TG ↑	16,7	5
	LDL-CH ↑ + Lp(a) ↑	23,3	7
	Lp(a) ↑ + TG ↑	3,3	1
Lp(a)	< 30 mg/dl	26,7	8
	30-100 mg/dl	23,3	7
	> 100 mg/dl	50,0	15
Lp-Apherese-Indikation	LDL-CH ↑	50,0	15
	Lp(a) ↑	50,0	15
Statinunverträglichkeit	ja	33,3	10
	Muskelsymptome	90	9
	CK ↑	50	5
	Leberparameter ↑	20	2
	Übelkeit	10	1
Statineinnahme	keine Statine	40,0	12
	Atorvastatin	36,7	11
	Rosuvastatin	16,7	5
	Simvastatin	6,7	2
Lp-Apherese-System	DALI	93,3	28
	Dextransulfatadsorption	6,7	2

		%	n
Ziel-Blutvolumen	8 Liter	60,0	18
	10 Liter	40,0	12

Anmerkungen: Kovariablen nach Tabelle 5, n=30 (100%), Min = Minimum, Max = Maximum

Zu Therapiebeginn nahmen 63,3% (n=19) aller eingeschlossenen PatientInnen lipidsenkende Medikamente ein. Außerdem wurden gerinnungshemmende und antihypertensive Medikamente eingenommen (Tabelle 7).

Tabelle 7. Medikation zu Therapiebeginn (n=30)

	%	n
Antihypertensiva	86,7	26
Armolipid plus	0,7	2
ASS	66,7	20
Cholestyramin	0,3	1
Clopidogrel	26,7	8
DOAK	10	3
Ezetimibe	50	15
Fibrat	10	3
Marcumar	10	3
Omega3FS	0,7	2

Anmerkungen: n=30 (100%),
ASS = Acetylsalicylsäure, DOAK = direkte orale Antikoagulantien, Omega3FS = Omega 3 Fettsäuren

Die häufigste atherosklerotische Gefäßerkrankung der eingeschlossenen PatientInnen zu Therapiebeginn war die KHK (80%, n=24), gefolgt von cAVK (50%, n=15) und pAVK im Stadium IIb nach Fontaine (23,3%, n=7). Die häufigsten relevanten Komorbiditäten waren die arterielle Hypertonie (86,7%, n=26) und Diabetes mellitus Typ II (13,3%, n=4) (Tabelle 8).

Tabelle 8. Atherosklerotische Gefäßerkrankungen und relevante Begleiterkrankungen zu Therapiebeginn

	%	n		%	n
KHK	80,0	24	Status post TIA/Insult	13,3	4
KHK: 1-Gefäß-Erkrankung	23,3	7	Arterielle Hypertonie	86,7	26
KHK: 2-Gefäß-Erkrankung	13,3	4	Diabetes mellitus Typ II	13,3	4
KHK: 3-Gefäß-Erkrankung	43,3	13	NIDDM	10,0	3
pAVK Stadium IIb	23,3	7	IDDM	3,3	1
cAVK	50,0	15	Vorhofflimmern	3,3	1
Atherosklerose an Aorta abdominalis und Arteria renalis	6,7	2			

Anmerkungen: n=30 (100%), KHK = koronare Herzkrankheit, pAVK = periphere arterielle Verschlusskrankheit, cAVK = cerebrale arterielle Verschlusskrankheit, TIA = transitorisch ischämische Attacke, NIDDM = nicht-insulin-abhängiger Diabetes mellitus, IDDM = insulin-abhängiger Diabetes mellitus

Die Anzahl der Eingriffe aufgrund atherosklerotischer Läsionen war vor Beginn der Lp-Apherese-Therapie wesentlich höher (Gesamtzahl 102) als im Beobachtungszeitraum nach Beginn der Lp-Apherese-Therapie (Gesamtzahl 3, Tabelle 9). Der Zeitraum der atherosklerotischen Ereignisse und folgenden Interventionen erstreckte sich von 0 bis 27 Jahre vor Lp-Apherese-Therapie der PatientInnen. Alle, bis auf zwei primärpräventive PatientInnen, hatten einen oder mehrere Eingriffe aufgrund der atherosklerotischen Gefäßerkrankungen bevor sie mit der Therapie begannen.

Tabelle 9. Anzahl der Interventionen vor und im Beobachtungszeitraum von 12 Monaten nach Beginn der Lp-Apherese

		vor Beginn der Lp-Apherese			nach Beginn der Lp-Apherese	
		%	n		%	n
KHK						
PCA mit Stentimplantation	1	23,3	7	1	3,3	1
	2	20,0	6			
	3	10,0	3			
	11	3,3	1			
PCA ohne Stentimplantation	1	6,7	2	0	100,0	30
Bypass	1	10,0	3	0	100,0	30
	2	3,3	1			
	3	16,7	5			
pAVK						
TEA	1	3,3	1	2	3,3	1
	2	6,7	2			
PTA mit Stentimplantation	1	3,3	1	0	100,0	30
	2	3,3	1			
	5	3,3	1			
PTA ohne Stentimplantation	1	6,7	2	0	100,0	30
	12	3,3	1			
Bypass	1	3,3	1	0	100,0	30
	2	3,3	1			
cAVK						
TEA	1	13,3	4	0	100,0	30
Stentimplantation	1	6,7	2	0	100,0	30
	2	3,3	1			
NAST						
Stent Arteria renalis	1	3,3	1	0	100,0	30
	2	3,3	1			

Anmerkungen: n=30 (100%), KHK = koronare Herzkrankheit, PCA = perkutane koronare Angioplastie, pAVK = periphere arterielle Verschlusskrankheit, TEA = Thrombendarteriektomie, PTA = perkutane transluminale Angioplastie, cAVK = cerebrale arterielle Verschlusskrankheit, NAST = Nierenarterienstenose

Ein Jahr vor Beginn der Therapie gab es aufgrund einer KHK 9-malig (n=6) eine PCA mit Stentimplantation, 3-malig eine PCA ohne Stentimplantation (n=2) und 2-malig einen 3-fach-Gefäßbypass der Koronargefäße (n=2). Aufgrund einer cAVK gab es 3-malig eine TEA (n=2) und aufgrund einer NAST 2-malig eine Stentimplantation (n=1). Aufgrund der pAVK gab es im Jahr vor Beginn der Lp-Apherese 3-malig eine PTA mit Stentimplantation (n=2) und 1-malig eine PTA ohne Stentimplantation (n=1). Nach Beginn der Lp-Apherese gab es im Beobachtungszeitraum von einem Jahr nur noch eine PCA mit Stentimplantation (n=1) aufgrund einer KHK und 2-malig (n=1) eine TEA aufgrund einer pAVK (Abbildung 9).

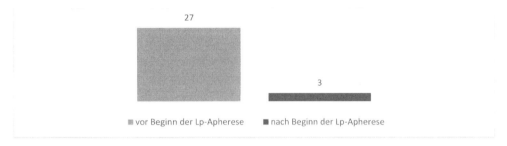

Abbildung 9. Gesamtanzahl der Interventionen ein Jahr vor bzw. ein Jahr nach Beginn der Lp-Apherese

3.1.2. Beschreibung des PatientInnenkollektivs für die Erhebung der Oxidationsparameter

In Tabelle 10 werden die PatientInnen-Charakteristika bei 11 PatientInnen dargestellt, deren Werte für die Beurteilung der Veränderungen der in-vivo Oxidation und der Bereitschaft zur Oxidation vorhanden waren. Das mittlere Alter des PatientInnenkollektivs zu Therapiebeginn betrug 54,5 Jahre ($\pm$ 10,1). Der jüngste Patient war 40 Jahre, der älteste 72 Jahre alt. Überwiegend waren es männliche Teilnehmer (n=10). Der durchschnittliche BMI betrug 27,09 ($\pm$ 4,34). Regelmäßige körperliche Betätigung betrieben nur 3 von den 11 eingeschlossenen PatientInnen. Nichtraucher waren lediglich 2 PatientInnen. Vorwiegend wurden die PatientInnen mit DALI therapiert. Die häufigste Gefäßerkrankung zu Therapiebeginn unter den eingeschlossenen PatientInnen war die KHK (n=9), die häufigste Komorbidität die arterielle Hypertonie (n=8).

Tabelle 10. PatientInnen-Charakteristika für die Erhebung der Oxidationsparameter

	1	2	3	4	5	6	7	8	9	10	11
Alter	55	68	40	56	54	40	50	57	47	72	60
Geschlecht	M	M	M	W	M	M	M	M	M	M	M
BMI	35,2	22,9	23,6	22,7	23,7	24,2	31,3	30,0	27,5	31,8	25,2
Sport	+	-	+	-	-	-	-	-	+	-	-
Nikotinabusus	-	-	-	+	+	-	+	+	-	-	-
Ex- Nikotinabusus	+	+	-	-	-	-	-	-	+	+	-
Hyperlipidämie	LDL	LDL	LDL	LDL	LDL	LDL	LDL	LDL	LDL	LDL	LDL
	TG		TG		TG		TG		TG		TG
Lp(a) in mg/dl	< 30	> 100	> 100	< 30	>30	> 30	< 30	> 30	< 30	<30	>100
Statineinnahme	-	S	A	-	A	R	-	A	-	-	-
Lp-Apherese-System	D	D	D	D	K	D	D	D	D	D	D
KHK	+	+	+	+	+	-	+	+	+	+	-
cAVK	-	+	+	+	+	-	-	+	-	+	-
pAVK	-	+	-	-	-	-	-	+	-	-	-
Insult	+	-	-	-	-	-	-	-	-	-	-
Arterielle Hypertonie	+	+	-	+	+	-	+	+	+	+	-
Diabetes mellitus II	-	-	-	-	-	-	-	-	+	+	-

Anmerkungen: n=11, M = männlich, W = weiblich; BMI = Body Mass Index, A = Atorvastatin, R = Rosuvastatin, S = Simvastatin; D = DALI, K = KANEKA = Dextransulfatadsorption, KHK = koronare Herzkrankheit, pAVK = periphere arterielle Verschlusskrankheit, cAVK = cerebrale arterielle Verschlusskrankheit

3.2. Veränderungen der in-vivo Oxidationsschädigung

Die Veränderungen der in-vivo Oxidationsschädigung wurden bei 11 PatientInnen, welche im wöchentlichen (n=9) oder 14-tägigen (n=2) Intervall therapiert wurden, erhoben. Die PatientInnen-Charakteristika sind in Tabelle 10 zusammengefasst. Das Isoprostan 8-epi-PGF2α, ein präziser Marker für die in-vivo Oxidationsschädigung, wurde unmittelbar vor und nach der ersten Lp-Apheresetherapie, sowie 3, 6 und 12 Monate danach im Plasma erhoben. Zum Erhebungs-Zeitpunkt 12 Monate nach Therapiebeginn gab es einen fehlenden Wert.

8-epi-PGF2α sank bereits nach Durchführung der ersten Lp-Apheresetherapie geringfügig, aber signifikant (p=0,007256). Im Beobachtungszeitraum von 12 Monaten zeigte sich eine kontinuierliche Senkung des 8-epi-PGF2α (Tabelle 11, Abbildung 10). Nach 12 Monaten regelmäßiger Lp-Apherese stellte sich ein signifikant niedrigerer Mittelwert (30,5 ± 6,3 pg/ml) im Vergleich zu vor Beginn der Lp-Apherese (34,2 ± 6,9 pg/ml) ein (p=0,000014). In Tabelle 12 wird der t-Test für abhängige Stichproben aufgezeigt.

Tabelle 11.
8-epi-PGF2α im Plasma vor (prä) und nach (post) der ersten Lp-Apherese, sowie im einjährigen Beobachtungszeitraum

8-epi-PGF2α (pg/ml)	1	2	3	4	5	6	7	8	9	10	11
prä Lp-Apherese	30,6	44,7	31,6	24,2	46,2	34,7	39,8	35,6	30,6	28,5	29,3
post Lp-Apheresee	31,0	43,5	30,7	24,0	45,0	32,1	39,1	34,3	30,1	28,1	29,1
3 Monate	34,2	41,6	27,4	22,5	40,5	33,6	37,6	32,6	28,6	26,4	25,4
6 Monate	33,0	38,8	25,8	23,1	36,8	31,8	38,3	33,1	25,1	24,7	27,3
12 Monate	f	39,7	25,9	22,0	39,3	30,8	37,0	31,3	26,6	25,8	26,5

Anmerkungen: n =11, f = fehlender Wert

Tabelle 12.
8-epi-PGF2α im Plasma: t-Test für abhängige Stichproben

	Mittelwert ± Standardabweichung der Differenz	95% Konfidenzintervall der Differenz		T	df	Signifikanz (2-seitig)
„prä Lp-Apherese" zu „12 Monate"	4,03 ± 1,50	2,960	5,10	8,51	9	0,000014
„prä Lp-Apherese" zu „post Lp-Apherese"	0,80 ± 0,79	0,24	1,33	3,36	10	0,007256

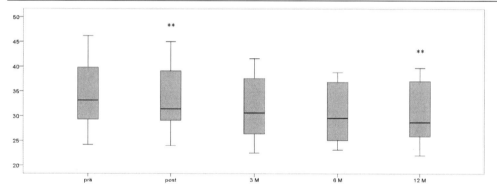

Abbildung 10.
8-epi-PGF2α im Plasma (pg/ml) vor (prä) und nach (post) der ersten Lp-Apherese, sowie im einjährigen Beobachtungszeitraum, M=Monate, ** Signifikanz (prä/post; prä/12M): p < 0,01

3.3. Veränderungen der Bereitschaft zur Oxidation

Die Veränderungen der Lag-phase und der maximalen Dienbildung wurden bei 11 PatientInnen vor und nach der ersten Lp-Apherese, sowie im einjährigen Beobachtungszeitraum erhoben (Tabelle 13, Tabelle 15, Abbildung 11, Abbildung 12). Die demographischen Daten der 11 PatientInnen sind in Tabelle 10 zusammengefasst. Zum Zeitpunkt „12 Monate" gab es jeweils einen fehlenden Wert.

Die Lag-phase, während der endogene Antioxidantien verbraucht werden, verlängerte sich bereits im Vergleich vom Zeitpunkt „prä Lp-Apherese" (98,44 ± 22,98 Minuten) zu „post Lp-Apherese" (102,84 ± 23,29 Minuten) signifikant (p=0,016280). Im Beobachtungszeitraum von 12 Monaten kommt es zu einem signifikanten Anstieg der Lag-phase im Mittel um +17,3% (115,42 ± 27,47 Minuten; p=0,000032). Die maximale Dienbildung verlängerte sich innerhalb des Beobachtungszeitraums unter regelmäßiger Lp-Apheresetherapie signifikant im Mittel um +15,1% (Zeitpunkt „12 Monate" 1,22 ± 0,20; p=0,000020). Die Veränderungen der maximalen Dienbildung vor (1,06 ± 0,18) und nach (1,08 ± 0,18) der ersten Lp-Apherese erwiesen sich als nicht signifikant (p=0,140811). Der t-Test für abhängige Stichproben und die dazugehörigen p-Werte werden im Sinne einer exploratorischen Darstellung in Tabelle 14 und Tabelle 16 aufgezeigt.

Tabelle 13. Lag-phase (Minuten) vor (prä) und nach (post) der ersten Lp-Apherese, sowie im einjährigen Beobachtungszeitraum

Lag-phase (min)	1	2	3	4	5	6	7	8	9	10	11
prä Lp-Apherese	125,4	96,5	86,7	112,5	56,3	86,4	80,5	124,3	77,6	112,6	124,2
post Lp-Apheresee	128,2	98,8	85,3	114,3	59,8	104,2	83,6	130,1	80,3	120,8	125,8
3 Monate	130,7	103,7	93,7	120,0	67,2	106,8	82,7	132,7	84,7	139,2	136,7
6 Monate	147,1	115,6	90,8	141,3	80,3	102,9	85,9	144,5	86,0	146,5	144,5
12 Monate	f	120,8	98,6	136,0	75,7	114,7	86,2	146,0	85,9	140,1	150,2

Anmerkungen: n=11, f = fehlender Wert

Tabelle 14. Lag-phase: t-Test für abhängige Stichproben

	Mittelwert ± Standardabweichung der Differenz	95% Konfidenzintervall der Differenz		T	df	Signifikanz (2-seitig)
„prä Lp-Apherese" zu „12 Monate"	-19,68 ± 8,13	-25,50	-13,86	-7,65	9	0,000032
„prä Lp-Apherese" zu „post Lp-Apherese"	-4,40 ± 5,06	-7,80	-1,00	-2,88	10	0,016280

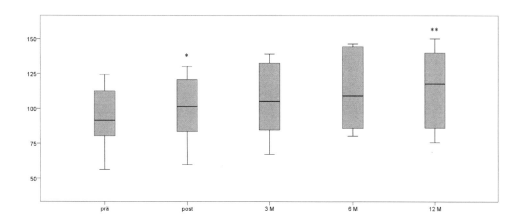

Abbildung 11. Lag-phase (Minuten) vor (prä) und nach (post) der ersten Lp-Apherese, sowie im einjährigen Beobachtungszeitraum, M=Monate, ** Signifikanz (prä/12M): p < 0,01, * Signifikanz (prä/post): p < 0,05

Tabelle 15. Maximale Dienbildung (Absorptionsrate) vor (prä) und nach (post) der ersten Lp-Apherese, sowie im einjährigen Beobachtungszeitraum

Maximale Dienbildung (Absorptionsrate)											
	1	2	3	4	5	6	7	8	9	10	11
prä Lp-Apherese	0,96	1,26	1,16	1,46	0,97	0,93	0,88	1,11	1,06	0,86	1,01
post Lp-Apheresee	0,98	1,24	1,25	1,43	0,96	0,96	0,87	1,20	1,05	0,90	1,04
3 Monate	1,06	1,35	1,30	1,40	1,02	0,95	0,93	1,18	1,27	0,97	1,11
6 Monate	1,04	1,39	1,24	1,57	1,01	1,01	0,95	1,25	1,24	0,93	1,20
12 Monate	f	1,36	1,27	1,62	1,13	1,04	0,95	1,26	1,30	0,98	1,25

Anmerkungen: n =11, f = fehlender Wert

Tabelle 16. Maximale Dienbildung: t-Test abhängiger Stichproben

	Mittelwert ± Standardabweichung der Differenz	95% KI der Differenz		T	df	Signifikanz (2-seitig)
„prä Lp-Apherese" zu „12 Monate"	-0,15 ± 0,06	-0,19	-0,19	-8,10	9	0,000020
„prä Lp-Apherese" zu „post Lp-Apherese"	-0,02 ± 0,04	-0,01	0,05	-1,60	10	0,140811

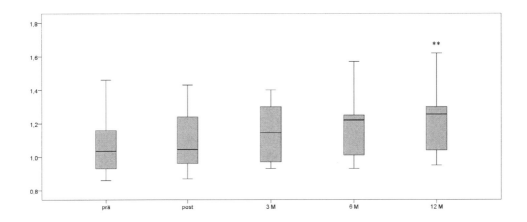

Abbildung 12. Maximale Dienbildung (Absorptionsrate) vor (prä) und nach (post) der ersten Lp-Apherese, sowie im einjährigen Beobachtungszeitraum, M=Monate, ** Signifikanz (prä/12M): p < 0,01

3.4. Vergleich der Veränderungen der in-vivo Oxidationsschädigung und Bereitschaft der LDL-CH zur Oxidation mit bzw. ohne Einnahme von Statine

PatientInnen, die zusätzlich zur Lp-Apherese Statine einnahmen (45,5%, n=5) wurden mit jenen verglichen, die keine Statine einnahmen (54,5%, n=6). Die Gruppe der PatientInnen mit Statinen hatten im Mittel zu jedem Zeitpunkt gering höhere 8-epi-PGF2α-Werte, gering niedrigere Werte der Lag-phase und gering höhere Werte der maximalen Dienbildung. Nur zum letzten Erhebungszeitpunkt bei der maximalen Dienbildung hatte die Gruppe ohne Statine einen gering höheren Mittelwert. Zum Zeitpunkt 12 Monate gibt es jeweils einen fehlenden Wert bei der Gruppe ohne Statine. Die Darstellung erfolgt rein deskriptiv in den Tabelle 17, Tabelle 18 und Tabelle 19.

Tabelle 17. Vergleich des 8-epi-PGF2α im Plasma bei PatientInnen mit und ohne Statineinnahme vor (prä) und nach (post) der ersten Lp-Apherese, sowie im einjährigen Beobachtungszeitraum

8-epi-PGF2α (pg/ml)	Mittelwert ± Standardabweichung	Median	Bereich [Min;Max]		Mittelwert ± Standardabweichung	Median	Bereich [Min;Max]
prä Lp-Apherese	− 30,50 ± 5,13	29,95	[24,20; 39,80]	+	38,56 ± 6,48	35,60	[31,60; 46,20]
post Lp-Apherese	− 30,23 ± 4,98	29,60	[24,00; 39,10]	+	37,12 ± 6,66	34,30	[30,70; 45,00]
3 Monate	− 29,12 ± 5,71	27,50	[22,50; 37,60]	+	35,14 ± 5,90	33,60	[27,40; 41,60]
6 Monate	− 28,58 ± 5,88	26,20	[23,10; 38,30]	+	33,26 ± 5,03	33,10	[25,80; 38,80]
12 Monate	− 27,58 ± 5,59	26,50	[22,00; 37,00]	+	33,40 ± 5,96	31,30	[25,90; 39,70]

Gruppe PatientInnen mit (+) Statinen 54,5% (n=6), ohne (−) Statine 45,5% (n=5)
Min = Minimum, Max = Maximum

Tabelle 18. Vergleich der Lag-phase bei PatientInnen mit und ohne Statineinnahme vor (prä) und nach (post) der ersten Lp-Apherese, sowie im einjährigen Beobachtungszeitraum

Lag-phase (min)		Mittelwert ± Standardabweichung	Median	Bereich [Min;Max]		Mittelwert ± Standardabweichung	Median	Bereich [Min;Max]
prä Lp-Apherese	-	105,43 ± 21,25	112,55	[77,60; 125,40]	+	90,04 ± 24,38	86,70	[56,30; 124,30]
post Lp-Apherese	-	108,83 ± 21,39	117,55	[80,30; 128,20]	+	95,64 ± 25,80	98,80	[59,80; 130,10]
3 Monate	-	115,67 ± 25,64	125,35	[82,70; 139,20]	+	100,82 ± 23,67	103,70	[67,20; 132,70]
6 Monate	-	125,22 ± 30,48	142,90	[85,90; 147,10]	+	106,82 ± 24,86	102,90	[80,30; 144,50]
12 Monate	-	119,68 ± 31,13	136,00	[85,90; 150,20]	+	111,16 ± 26,15	114,70	[75,70;146,00]

Gruppe PatientInnen mit (+) Statinen 54,5% (n=6), ohne (-) Statine 45,5% (n=5)
Min = Minimum, Max = Maximum

Tabelle 19. Vergleich der maximalen Dienbildung (Absorptionsrate) bei PatientInnen mit und ohne Statineinnahme vor (prä) und nach (post) der ersten Lp-Apherese, sowie im einjährigen Beobachtungszeitraum

Maximale Dienbildung (Absortionsrate)		Mittelwert ± Standardabweichung	Median	Bereich [Min;Max]		Mittelwert ± Standardabweichung	Median	Bereich [Min;Max]
prä Lp-Apherese	-	1,04 ± 0,22	0,99	[0,86;1,46]	+	1,09 ± 0,14	1,11	[0,93;1,26]
post Lp-Apherese	-	1,05 ± 0,20	1,01	[0,87;1,43]	+	1,12 ± 0,15	1,20	[0,96;1,25]
3 Monate	-	1,12 ± 0,18	1,09	[0,93;1,40]	+	1,16 ± 0,17	1,18	[0,95;1,35]
6 Monate	-	1,16 ± 0,24	1,12	[0,93;1,57]	+	1,18 ± 0,17	1,24	[1,01;1,39]
12 Monate	-	1,22 ± 0,27	1,25	[0,95;1,62]	+	1,21 ± 0,13	1,26	[1,04;1,36]

Gruppe PatientInnen mit (+) Statinen 54,5% (n=6), ohne (-) Statine 45,5% (n=5)
Min = Minimum, Max = Maximum

3.5. Veränderungen sämtlicher Lipoproteinparameter

Die Veränderungen sämtlicher Lipoproteinparameter (CH, HDL-CH, Non-HDL-CH, LDL-CH, TG, Lp[a]) bei 30 PatientInnen sind in Tabelle 20 dargestellt. Die Lipoproteinparameter wurden im Mittel 3,5 Monate (minimal 1 Monat, maximal 13 Monate) vor Beginn der ersten Lp-Apherese bestimmt. Die erste Kontrolle der Werte wurde im Mittel 4,7 Monate (minimal 1 Monat, maximal 12 Monate) nach der ersten Lp-Apherese durchgeführt. Die zweite Kontrolle erfolgte im Mittel nach 13,8 Monaten (minimal 5 Monate, maximal 60 Monate). Bei manchen PatientInnen wurden die Lipoproteinparameter nicht regelmäßig im ersten Jahr nach Beginn der Lp-Apherese erhoben, dadurch ergeben sich fehlende Werte. Falls die TG > 200 mg/dl erreichten, wurden die LDL-CH-Werte nicht am Blutbefund angegeben, sofern eine Berechnung nach der Friedewald-Formel anstatt der direkten Bestimmung im Labor üblich war. Bei PatientInnen mit einem Lp(a) im Normbereich (<30 mg/dl) wurden üblicherweise keine Kontrollen mehr durchgeführt, da Lp(a) über die Lebenszeit konstant bleibt.

Der t-Test für abhängige Stichproben wurde durchgeführt und p-Werte im Sinne einer explorativen Darstellung werden in Tabelle 21 aufgezeigt.

CH sank im Beobachtungszeitraum im Mittel um 20,74% (p=0,002), HDL-CH um 10,37% (p=0,046), Non-HDL-CH um 21,50% (p=0,011), LDL-CH um 21,34% (p=0,024), TG um 20,30% (p=0,340) und Lp(a) um 27,38% (p=0,008). Die Werte wurden jeweils unmittelbar vor der nächsten Lp-Apherese bestimmt, daher handelt es sich nicht um die unmittelbare Absenkung nach Lp-Apherese, sondern um die maximalen Lipoproteinwerte, die die PatientInnen bei regelmäßiger Lp-Apherese, nach Wiederanstieg der Lipoproteine erreichten.

Tabelle 20. Veränderungen sämtlicher Lipoproteinparameter vor (prä) Beginn der Lp-Apherese und im Beobachtungszeitraum von etwa 12 Monaten

	Mittelwert ± Standardabweichung	Median	Bereich [Minimum;Maximum]	gültige Werte n=30
CH (mg/dl)				
prä Lp-Apherese	248,32 ± 136,36	221,00	[101;702]	28
1. Kontrolle	219,80 ± 156,77	175,00	[93;902]	25
2. Kontrolle	196,82 ± 84,33	168,00	[118;526]	28
HDL-CH (mg/dl)				
prä Lp-Apherese	50,07 ± 17,07	47,50	[17;86]	28
1. Kontrolle	48,75 ± 15,89	47,00	[20;84]	22
2. Kontrolle	44,88 ± 10,24	44,00	[18;65]	26
Non-HDL-CH (mg/dl)				
prä Lp-Apherese	197,30 ± 140,68	141,00	[61;672]	27
1. Kontrolle	139,98 ± 73,36	119,50	[50;340]	22
2. Kontrolle	154,82 ± 88,17	135,00	[84;490]	26
LDL-CH (mg/dl)				
prä Lp-Apherese	133,02 ± 83,28	104,00	[24;368]	27
1. Kontrolle	112,61 ± 118,35	72,00	[20;516]	19
2. Kontrolle	104,64 ± 50,64	82,00	[13;194]	25
TG (mg/dl)				
prä Lp-Apherese	333,93 ± 565,53	120,00	[51;2209]	27
1. Kontrolle	323,28 ± 359,31	155,00	[47;1487]	25
2. Kontrolle	266,14 ± 281,40	173,50	[83;1412]	28
Lp(a) (mg/dl)				
prä Lp-Apherese	124,67 ± 88,62	130,70	[5;317]	24
1. Kontrolle	108,31 ± 56,61	90,00	[42;229]	11
2. Kontrolle	90,53 ± 74,19	80,60	[8;314]	16

Tabelle 21. Lipoproteinparameter: t-Test abhängiger Stichproben

„prä Lp-Apherese" zu „2. Kontrolle"	Mittelwert ± Standardabweichung der Differenz	95% Konfidenzintervall der Differenz		T	df	Signifikanz (2-seitig)
CH	53,31 ± 78,53	21,59	85,03	3,46	25	0,002
HDL-CH	4,93 ± 11,41	0,11	9,74	2,11	23	0,046
Non-HDL-CH	44,95 ± 77,53	11,42	78,48	2,78	22	0,011
LDL-CH	29,65 ± 60,02	4,3	54,99	2,42	23	0,024
TG	72,80 ± 374,01	-81,59	227,19	0,97	24	0,340
Lp(a)	80,92 ± 74,90	27,35	134,49	3,42	9	0,008

4. Diskussion

Die Lp-Apherese senkt bei regelmäßiger Anwendung die kardiovaskuläre Ereignisrate erheblich. Die hier nachgewiesene Senkung sämtlicher Lipoproteine durch Lp-Apherese ist bereits in der Literatur häufig beschrieben. Die antioxidativen Effekte der Lp-Apherese hingegen sind noch weitgehend unbekannt und wenig untersucht. Regelmäßige Lp-Apherese beeinflusst die in-vivo Oxidationsschädigung, sowie die Bereitschaft aller Lipoproteine zur Oxidation. Die geringere in-vivo Oxidation und Oxidationsbereitschaft führt zu verminderter Progression der atherosklerotischen Gefäßerkrankung.

4.1. Einfluss der Lipoprotein-Apherese auf die Oxidation der Lipoproteine

4.1.1. 8-epi-PGF2α

Das Isoprostan 8-epi-PGF2α ist der beste Biomarker, um Lipidperoxidationen und den oxidativen Status in-vivo nachzuweisen. 8-epi-PGF2α wird als Ester in Phospholipiden gebildet und als freie Form freigesetzt. Vorteile sind die stabile Zusammensetzung, das Vorkommen als Ester in allen biologischen Geweben und in freier Form in den Körperflüssigkeiten. Es kann durch Antioxidantien moduliert werden und ist unabhängig von fettreicher Ernährung. Die totale endogene Produktion des 8-epi-PGF2α kann im Urin, Serum oder Plasma nachgewiesen werden. Um verestertes 8-epi-PGF2α lokal in bestimmten Geweben nachweisen zu können, müssten lokale Gewebebiopsien entnommen werden (Roberts and Morrow 2000).

Der Nachweis des freien 8-epi-PGF2α erfolgt entweder mittels an Massenspektrometrie gekoppelter Gaschromatographie (GC-MS), was sehr genau, reproduzierbar, aber aufwendig ist, oder mittels Immunoassays, welche jedoch zum Teil nur gering für die Praxis evaluiert wurden (Montuschi et al. 2004). Die retrospektiven Daten dieser Analyse wurden mit einem Immunoassay erhoben, was aufgrund einer möglichen Ungenauigkeit die Aussagekraft der Ergebnisse einschränkt.

8-epi-PGF2α sank bereits nach der ersten Lp-Apherese im Plasma signifikant. Auch im Beobachtungszeitraum von 12 Monaten konnte eine signifikante Verminderung des 8-epi-PGF2α nachgewiesen werden. Hieraus kann geschlossen werden, dass eine regelmäßige Lp-Apherese die in-vivo Oxidation verringert. Auffallend an den Ergebnissen sind die relativ hohen Ausgangswerte des 8-epi-PGF2α bei den eingeschlossenen PatientInnen, welche im Mittel bei $34,16 \pm 6,91$ pg/ml lagen. Normwerte bei gesunden Nichtrauchern im Plasma sind <

20 pg/ml. Auch nach einem Beobachtungszeitraum von 12 Monaten mit regelmäßiger Lp-Apherese zeigten sich im Vergleich zu einem Normalkollektiv noch deutlich erhöhte Werte (30,49 ± 6,25 pg/ml).

Verschiedene Erkrankungen und ein hoher Anteil an gesättigten Fettsäuren in der Ernährung sind mit erhöhten 8-epi-PGF2α-Werten assoziiert. Die höchsten Werte erreichen Personen mit Nikotinabusus (Oguogho and Sinzinger 2000, Pilz et al. 2000). Auch Alkoholabusus erhöht die Werte signifikant (Barden et al. 2007). Beim Beenden von Nikotin- und Alkoholabusus kommt es zu einem raschen Abfall der Werte und es stellen sich innerhalb von 2-3 Wochen wieder Werte um den Normbereich ein (Oguogho and Sinzinger 2000, Pilz et al. 2000, Barden et al. 2007). Eine Hypercholesterinämie führt zu signifikant höheren Werten (Davi et al. 1997, Reilly et al. 1998), wobei eine HTG einen noch stärkeren Einfluss auf 8-epi-PGF2α hat, als eine isolierte Hypercholesterinämie (Oguogho and Sinzinger 2000). Diabetes mellitus ist ebenso mit signifikant höheren Werten assoziiert (Davi et al. 1999, Oguogho and Sinzinger 2000, Casoinic et al. 2016). Adipositas bzw. ein erhöhter Bauchumfang zeigen eine positive Korrelation mit 8-epi-PGF2α (Ercan et al. 2016). Vor allem bei Personen < 50 Jahren sind erhöhte 8-epi-PGF2α-Werte mit einem erhöhten Risiko für ein metabolisches Syndrom und einer gestörten Glukosetoleranz assoziiert (Mure et al. 2015). Das Geschlecht hat keinen signifikanten Einfluss auf 8-epi-PGF2α. Ältere Menschen tendieren zu höheren Werten. Natürlich muss beim Nachweis im Urin der Einfluss einer verminderten renalen Funktion im Alter bedacht werden und die Werte müssen Clearance-bezogen ausgewertet werden (Oguogho and Sinzinger 2000).

Die eingeschlossenen PatientInnen weisen viele der Risikofaktoren auf, die mit erhöhten 8-epi-PGF2α-Werten einhergehen können. Vermutlich führt eine Kombination mehrerer Risikofaktoren bei jedem PatientInnen individuell (Hypercholesterinämie, HTG, Diabetes mellitus, Nikotinabusus, Adipositas) zu den erhöhten Werten vor Beginn der Lp-Apherese.

Unabhängig von den zusätzlichen Risikofaktoren kommt es durch Lp-Apherese sofort zu einem signifikanten Abfall des 8-epi-PGF2α, welcher dann innerhalb einer Woche wieder nahezu den Ausgangswert erreicht (Oguogho et al. 2000). Hingegen gibt es auch Studien, die keine signifikante Senkung des 8-epi-PGF2α bei Lp-Apherese trotz gleicher Methodik nachweisen konnten (Leitinger et al. 1996).

Hussein et al. (2016) zeigten an 10 PatientInnen mit FH noch deutlich höhere Werte (>3-fach der Norm) des 8-epi-PGF2α im Plasma der ProbandInnen, als bei dieser Datenanalyse. Eine einzige Lp-Apherese hat auch hier zu signifikant niedrigeren 8-epi-PGF2α-Werten geführt, was die Autoren damit erklärten, dass sich durch Lp-Apherese die Zusammensetzung des bei FH veränderten HDL-CH großteils normalisiert und die HDL-CH-Partikel wieder funktionsfähig sind. Es ist bekannt, dass HDL-CH-Partikel LDL-CH vor pro-inflammatorischen oxidativen Schäden schützen. Die oberflächlichen Phospholipide und das im HDL-CH beinhaltete Apolipoprotein A1 sind für die antioxidativen Eigenschaften des HDL-CH verantwortlich (Zerrad-Saadi et al. 2009). Die Aktivität und Zusammensetzung der HDL_3-CH-Partikel ist bei PatientInnen mit FH nachweislich verändert. Die oberflächlichen Lipide (Phospholipide und freies Cholesterin) sind vermindert und Cholesterinester und TG im Kern sind erhöht. Dies könnte ursächlich für die beeinträchtigte Aktivität der antioxidativen und -inflammatorischen Eigenschaften des HDL_3-CH sein. Die Lipidzusammensetzung des HDL-CH wird durch die Lp-Apherese zum Teil normalisiert und die antiatherogene Aktivität dadurch verbessert (Hussein et al. 2016).

4.1.2. Bereitschaft der Lipoproteine zur Oxidation

Die Bereitschaft zur Oxidation wurde in dieser Datenanalyse mittels der Lag-phase und der maximalen Dienbildung in-vitro am Beispiel des LDL-CH nachgewiesen. Es kann davon ausgegangen werden, dass auch HDL-CH und Lp(a) nach Lp-Apherese eine geringere Bereitschaft zur Oxidation aufweisen. In Studien wird üblicherweise die Bereitschaft zur Oxidation nur an LDL-CH getestet, was daran liegt, dass es am besten für die Isolierung und Kupfer-Induktion geeignet ist. HDL-CH und Lp(a) sind sehr heterogene Moleküle und in ihrer Dichteverteilung sehr variabel, was die Isolation schwieriger darstellt als jene von LDL-CH.

In der Literatur werden für die geringere Bereitschaft zur Oxidation nach Lp-Apherese mehrere Ursachen diskutiert. Es ist bekannt, dass kleine dichte LDL-CH-Partikel anfälliger für oxidative Modifikationen sind (de Graaf et al. 1991). Die veränderte chemische Zusammensetzung des LDL-CH nach Lp-Apherese wurde, ähnlich den beschriebenen Veränderungen des HDL-CH (Hussein et al. 2016), von Kroon et al. (1999) aufgezeigt. Die Cholesterinanteile, vor allem die Cholesterylester, wurden durch Lp-Apherese vermindert, was eine verminderte Protein-Cholesterin-Ratio zur Folge hat. Dies führt zu kleineren, dichteren LDL-CH-Partikel nach Lp-Apherese, welche jedoch wenig Cholesterylester und mehr Oberflächenlipide, Phospholipide und Apolipoprotein-E beinhalten (Gandjini et al. 1994, Kroon et al. 1999). Für eine Oxidation sind somit weniger Substrate pro LDL-CH-Partikel vorhanden. Der Anteil an ungesättigten

Fettsäuren, wie Arachidon- und Linolensäure pro LDL-CH vermindert sich signifikant nach Lp-Apherese, während der Anteil an gesättigten Fettsäuren ansteigt. Umso mehr ungesättigte Fettsäuren in einem LDL-CH-Partikel vorhanden, desto anfälliger ist dieses für oxidative Vorgänge (Kroon et al. 1999). Die Interaktion der LDL-CH-Partikel mit der negativ geladenen Oberfläche des Polyacrylamids bzw. Dextransulfats des Adsorbers steht in Verdacht, ursächlich für die Veränderungen in der Zusammensetzung des LDL-CH zu sein (Hurt-Camejo et al. 1992). Dagegen spricht, dass die direkte Inkubation von LDL-CH mit Dextransulfat die Oxidations-Bereitschaft nicht beeinflusste (Hermann and Gmeiner 1992).

Donner et al. (1999) begründen die verminderte Anfälligkeit für Oxidation durch die Veränderung der Ratio zwischen frisch produzierten (direkt aus der Leber oder aus VLDL-CH) und älteren LDL-CH-Partikeln. Jüngere Lipoproteine sind reich an Vitamin E und weniger anfällig für oxidative Modifikationen. Durch Lp-Apherese wird Vitamin E signifikant erhöht, was darauf hindeutet, dass ältere Lipoproteine bei der Lp-Apherese aus dem Kreislauf entfernt werden (Cattin et al. 1997, Solichova et al. 2015). Auch Gandjini et al. (1994) schreiben von LDL-CH, das aufgrund der veränderten Zusammensetzung und Größe, wie neu synthetisiert wirkt. Die veränderte Anfälligkeit der Lipoproteine für Oxidation nach Lp-Apherese wird auch durch die Erhöhung der stark antioxidativ wirkenden Phospholipid-Plasmalogene bestätigt (Bräutigam et al. 1996).

In der retrospektiven Datenanalyse konnten die Verlängerung der Lag-phase, während der endogene Antioxidantien verbraucht werden, und die Erhöhung des Maximums der Dienbildung unter regelmäßiger Lp-Apheresetherapie als signifikant aufgezeigt werden. Da auf multiples Testen verzichtet wurde, handelt es sich um unadjustierte p-Werte, welche einen rein explorativen Hypothesen-generierenden Charakter besitzen. Vergleichbare Studien in der Literatur liefern ähnliche Ergebnisse. Bei 16 PatientInnen, die bereits mindestens 14 Monate lang in 14-tägigen Abstand mit Lp-Apherese (HELP) therapiert wurden, erhöhte sich die Lag-phase vor und nach Lp-Apherese im Median um 14% (103,1 Minuten vs. 117,2 Minuten) (Hahnel et al. 1999). Donner et al. (1999) zeigten einen Anstieg der Lag-phase nach Lp-Apherese um 9,8% (n=19). Die Teilnehmer wurden in wöchentlichen bzw. 14-tägigen (n=5) Intervallen mit Immunadsorption (n=9), Dextransulfatadsorption (n=6) und HELP (n=4) therapiert. Ob es Unterschiede zwischen wöchentlich und 14-tägig therapierten PatientInnen gibt, wurde von den Autoren nicht erhoben bzw. angeführt. Bei allen drei verwendeten Lp-

Apherese-Systemen kam es zum Anstieg der Lag-phase, aber nur bei der Immunadsorption zeigten sich signifikante Ergebnisse.

In der Literatur gibt es widersprüchliche Hinweise über die Länge der Lag-phase und der Korrelation zur Hypercholesterinämie. PatientInnen mit FH zeigten bis zu 5-fach kürzere Lag-phases als die normolipidämische Kontrollgruppe (Lankin et al. 2003). Auch Cominacini et al. (1994) wiesen eine signifikant geringere Lag-phase und höhere maximale Dienbildung (Absorptionsrate) bei PatientInnen mit Hypercholesterinämie nach. Entgegen diesen Ergebnissen zeigten Raal et al. (1995) eine 2-fach längere Lag-phase bei PatientInnen mit homozygoter FH (124 $\pm$ 45 Minuten) und 1,75-fach verlängerte Lag-phase bei heterozygoter FH (100 $\pm$ 41 Minuten), verglichen mit einer normolipidämischen Kontrollgruppe (57 $\pm$ 28 Minuten). Die Autoren erklärten die unerwarteten Ergebnisse mit der Tatsache, dass PatientInnen mit FH größere LDL-CH Partikel mit hohen Cholesterin- und niedrigen Proteinanteil besitzen, welche weniger stark bzw. schnell oxidiert werden (Raal et al. 1995). Ein hoher Anteil an Cholesterin, relativ zum Proteinanteil, im LDL-CH-Partikel ist mit einer verminderten Lag-phase assoziiert (Frei and Gaziano 1993), was den Ergebnissen von Raal et al. (1995) mit der verminderten Oxidation jedoch widerspricht. In kleinen, dichten LDL-CH-Partikeln befinden sich im Gegensatz zu großen LDL-CH-Partikel etwa 50% weniger Ubiquinol-10 und Vitamin E (Tribble et al. 1994). Vermindertes Vitamin E führt zu einer höheren Bereitschaft des LDL-CH zur Oxidation, während Ubiquinol-10 keine signifikanten Veränderungen bewirkt. Außerdem wird die Länge der Lag-phase und die Höhe der Absorptionsrate der Dienbildung von den individuell vorhandenen endogenen Antioxidantien beeinflusst. Es zeigen sich positive Korrelationen mit der Konzentration von Palmitin-, Myristin- und Oleinsäure im Plasma, welche antioxidativ wirken (Donner et al. 1999).

Vor Beginn der Lp-Apherese lagen die Werte der Lag-phase in dieser Datenanalyse im Mittel bei 98,44 $\pm$ 22,98 Minuten und verlängerten sich bereits nach der ersten Lp-Apherese im Mittel auf 102,84 $\pm$ 23,29 Minuten. Im Beobachtungszeitraum von 12 Monaten stieg sie auf 115,42 $\pm$ 27,47 Minuten (+17,3%). Diese Ergebnisse zeigen klar, dass regelmäßige Lp-Apherese eine Verminderung der Oxidationsbereitschaft des LDL-CH bewirkt. Die Ursachen dahinter können, wie die Literaturrecherche ergab, mit einer veränderten Zusammensetzung und vermehrt neu produzierten Lipoproteinen erklärt werden.

4.1.3. Einfluss der Statine auf die Oxidation der Lipoproteine zusätzlich zur Lipoprotein-Apherese

Der dosisabhängige antioxidative Effekt von Statinen wurde bereits mehrmals in der Literatur belegt. Alle Statine verfügen über antioxidative Eigenschaften, die einzelnen Präparate unterscheiden sich jedoch in ihrer antioxidativen Potenz. Die Metabolite von Atorvastatin wurden von Davignon et al. (2004) mit der größten antioxidativen Eigenschaft beschrieben, gefolgt von Simvastatin, Pravastatin und Lovastatin. Die signifikante Reduktion der oxidativen Eigenschaften des LDL-CH durch Rosuvastatin 10 und 40 mg wurden ebenso beschrieben (Resch et al. 2006). Simvastatin 40 mg und Rosuvastatin 10 mg zeigten in einer prospektiven, randomisierten Studie einen antioxidativen Effekt in gleichem Ausmaß. Die Endpunkte 8-epiPGF2α, oxidiertes LDL-CH und Lp-PLA2-Aktivität sanken signifikant unter beiden Therapien (-8%; -40%; -36%) (Moutzouri et al. 2013).

Antioxidative Enzyme, wie die Katalase, Superoxiddismutase und Glutathionperoxidase werden durch Statine hinaufreguliert (Wassmann et al. 2001). Die Serum-Paraoxonase Aktivität und Konzentration, welche HDL-CH und LDL-CH vor oxidativer Modifikation schützt, wird erhöht (Deakin et al. 2003). Die Form der LDL-CH verändert sich von den kleinen dichten LDL-CH, welche stärkere atherogene Eigenschaften besitzen, hin zu größeren Partikeln. Antikörper gegen oxidiertes LDL-CH sinken unter Statineinnahme signifikant (Sasaki et al. 2002). Vitamin E, welches atherosklerotischen Läsionen entgegenwirkt, wird durch Statine stark erhöht (Cangemi et al. 2008). Die drastische Reduktion des oxidativen Stresses durch Statine wurde mittels des sinkenden 8-epi-PGF2α belegt (De Caterina 2002, Cangemi et al. 2008), wobei zusätzliche Vitamin E-Supplementierung keinen additiven Nutzen hat (De Caterina 2002).

Die häufigste Nebenwirkung der Statine sind muskuläre Beschwerden mit oder ohne CK-Erhöhung (Auer et al. 2016). Bei den meisten PatientInnen, führt die Statineinnahme zu einer Verminderung des 8-epi-PGF2α. PatientInnen mit muskulären Nebenwirkungen weisen jedoch häufiger im Mittel signifikant höhere Werte des 8-epi-PGF2α auf bzw. zeigen einen deutlichen Anstieg nach Beginn einer Statintherapie. Nach Absetzen des betroffenen Statins oder Wechsel zu einem anderen, sinken die Werte wieder (Sinzinger et al. 2001). Jedoch kommt es in etwa 10% der PatientInnen, auch jenen ohne muskulärer Symptomatik, zu einer Erhöhung der 8-epi-PGF2α-Werte (Oguogho and Sinzinger 2000). Es kann daraus geschlossen werden, dass in manchen Fällen die Statintherapie zu Oxidationsschäden führt, welche sich in erhöhten 8-epi-PGF2α-Werten widerspiegeln (Sinzinger et al. 2002).

Interessanterweise zeigen sich bei den eingeschlossenen PatientInnen in der Gruppe mit Statinen zu jedem Zeitpunkt höhere Werte des Isoprostans 8-epi-PGF2α. Die Risikofaktoren für erhöhtes 8-epi-PGF2α waren in den beiden Gruppen etwa gleich verteilt. Es befinden sich jeweils zwei Raucher in beiden Gruppen, DM ist nur in der Gruppe ohne Statine vertreten (n=2) und die Hyperlipidämie betrifft alle PatientInnen. Aufgrund der kleinen Stichprobe (n=11) und der rein deskriptiven Darstellung der Unterschiede kann es auch auf Zufall beruhen, dass PatientInnen ohne Statine niedrigere Werte zeigten. Aufgrund der vielen möglichen Ursachen erhöhter 8-epi-PGF2α-Werten, kann nicht differenziert werden, ob möglicherweise bei den PatientInnen, die Statine einnehmen und höhere 8-epi-PGF2α-Werte aufweisen, asymptomatische Statinnebenwirkungen mit Oxidationsschäden bestehen.

Die Lag-phase war bei der Gruppe, die zusätzlich zur Lp-Apherese Statine einnahmen zu jedem Erhebungszeitpunkt gering niedriger im Vergleich zur Gruppe ohne Statine. Die maximale Dienbildung zeigte bei der Gruppe mit Statinen zu jedem, bis auf den letzten Erhebungszeitpunkt, gering höhere Werte. Da die Darstellung der Ergebnisse lediglich deskriptiv erfolgte, wurde auf die Berechnung der Signifikanz verzichtet. Die geringe Differenz der Mittelwerte zwischen den beiden Gruppen ergibt jedoch keine wesentlichen Unterschiede zwischen den Gruppen.

In der Literatur finden sich hierzu widersprüchliche Ergebnisse. Raal et al. (1995) und Donner et al. (1999) zeigten keine signifikanten Unterschiede in der Lag-phase zwischen PatientInnen mit und ohne Statine auf. Hingegen zeigte sich in anderen Studien die Verlängerung der Lag-phase dosisabhängig positiv korrelierend und die maximale Dienbildung negativ korrelierend mit der Einnahme von Simvastatin und Fluvastatin (Girona et al. 1999, Suzumura et al. 1999).

4.2. Einfluss der Lipoprotein-Apherese auf die Veränderungen sämtlicher Lipoproteine

Die Blutabnahme wurde jeweils am 7. Tag nach Lp-Apherese, unmittelbar vor der nächsten Therapiesitzung, durchgeführt. Daher entsprechen die angegebenen Werte den jeweiligen maximalen Blutwerten bzw. dem maximalen kardiovaskulären Risiko bei Wiederanstieg nach Lp-Apherese. Die Lipoproteine werden im Vergleich direkt vor und nach der Lp-Apherese um 50-80% verringert, je nach Lp-Apherese-System und dem behandelten Blut-/Plasmavolumen

(Wang et al. 2016). Im Laufe der Woche, bis zur nächsten Therapiesitzung, steigen die Lipoproteine bis nahezu auf die Ausgangswerte wieder an. Nach regelmäßiger Lp-Apherese stellt sich ein niedrigerer Ausgangswert ein (Derfler et al. 2015).

Die Lipoproteine zeigen in dieser Datenauswertung eine kontinuierliche Senkung im Beobachtungszeitraum von etwa 12 Monaten. Die signifikanten Ergebnisse der mittleren Senkung des LDL-CH (-21,34%) liegen knapp unter den Angaben in der Literatur, die beschreiben, dass sich bei regelmäßiger Lp-Apherese in einem Beobachtungszeitraum von 1-5 Jahren ein niedrigerer Ausgangswert des LDL-CH um etwa 22-36% einstellt (Wang et al. 2016). Die signifikante Senkung des HDL-CH von 10,37% ist zwar kein erwünschter Effekt, kann aber nicht verhindert werden. Schmaldienst et al. (2000) untersuchte die Absenkung des HDL-CH bei drei unterschiedlichen Lp-Apherese-Systemen, Immunadsorption, Dextransulfatadsorption und DALI. Die Senkung war bei allen Systemen vergleichbar mit 5-25%. Non-HDL-CH ist ein einfach zu berechnender Parameter (Non-HDL-CH = CH - HDL-CH), um alle atherogenen Lipoproteine darzustellen. Der prädiktive Wert ist dem des LDL-CH gleichzusetzen (Catapano et al. 2016). Non-HDL-CH sank im Beobachtungszeitraum signifikant um 21,50%. Die Senkung der TG (-20,30%) erwies sich in der explorativen Darstellung als nicht signifikant. Die Lp-Apherese kann den TG-Spiegel akut um > 70% senken. Aufgrund des raschen Wiederanstiegs der TG, müsste die Lp-Apherese 3-4 Mal in einer Woche durchgeführt werden, um langfristig niedrige TG-Werte zu erreichen. Daher stellt die isolierte HTG keine Indikation zur Durchführung der Lp-Apherese dar (Diakoumakou et al. 2014). Lp(a) wurde im Beobachtungszeitraum signifikant um 27,38% gesenkt. Mit Medikamenten ist eine effiziente Senkung des Lp(a) nicht möglich. In der Literatur wird eine klinisch irrelevante Senkung von <10% von Statinen, ACE-Hemmern, Kalziumantagonisten, Schilddrüsenhormonen, Östrogenersatztherapie und ASS beschrieben. PCSK9-Hemmer senken Lp(a) um 20-25%, sind hierfür aber nicht zugelassen (Robinson et al. 2015). Die Lp-Apherese stellt die einzige effiziente Methode dar, Lp(a) erfolgreich zu verringern (Derfler et al. 2015).

4.3. Effizienz der Lipoprotein-Apherese

Beeindruckend ist die erhebliche Verminderung der kardiovaskulären Ereignisrate bei regelmäßiger Lp-Apherese. Es konnte in der retrospektiven Datenanalyse dargestellt werden, dass die PatientInnen im Jahr vor Beginn der Lp-Apheresetherapie insgesamt 27 Interventionen

(18 x kardiovaskuläre, 9 x zerebro- oder periphervaskuläre Interventionen) hatten und es im ersten Jahr nach Beginn der Lp-Apheresetherapie lediglich 3 Interventionen (1 x kardiovaskuläre, 2 x zerebro- oder periphervaskuläre Interventionen) gab, was einer Reduktion um -89% entspricht. Ähnlich eindrucksvoll zeigten sich die Ergebnisse in der Literaturrecherche (Tabelle 22).

Tabelle 22. Studienergebnisse zur Senkung kardio-, zerebro- und periphervaskulärer Ereignisraten bei regelmäßiger Lp-Apherese

Studie	Senkung der Ereignisrate	Beobachtungsdauer	Definition der Ereignisse/Interventionen
Jäger et al. (2009) n=120	-86%	5,6 Jahre vor vs. 5 Jahre nach Beginn	KHK: Bypass, MI, PCA mit/ohne Stent
Koziolek et al. (2010) n=38	−5,85%	pro Patient pro Jahr	MI, TIA, Insult, Bein-Amputation, NAST
Leebmann et al. (2013) n=170	-78% (KHK) -75,9% (peripher)	2 Jahre vor vs. 2 Jahre nach Beginn	KHK: Bypass, MI, PCA mit/ohne Stent Peripher: TIA, Insult, cAVK (Stent, Bypass, TEA), pAVK (Stent, PTA, Bypass), NAST, Pulmonalembolie, tiefe Venenthrombose, Bein-Amputation
Rosada et al. (2014) n=37	−37% (1 Jahr) -48% (5 Jahre)	1 Jahr vor vs. 1 Jahr nach Beginn 5 Jahre vor vs. 5 Jahre nach Beginn	KHK (Bypass, MI, PCA mit/ohne Stent), pAVK (Stent, PTA, Bypass), TIA, Insult, cAVK (Stent, Bypass, TEA)
Schettler et al. (2015) n=166	-90% (KHK) -69 % (peripher)	4 Jahre nach Beginn	Nicht in Methodik dokumentiert

Anmerkungen: KHK = koronare Herzkrankheit, MI = Myokardinfarkt, PCA = perkutane koronare Angioplastie, TIA = transitorisch ischämische Attacke, NAST = Nierenarterienstenose, cAVK = cerebrale arterielle Verschlusskrankheit, pAVK = peripher arterielle Verschlusskrankheit, PTA = perkutane transluminale Angioplastie, TEA = Thrombendarteriektomie

Schwierigkeiten ergeben sich im Vergleich solcher Studien aufgrund der unterschiedlichen Definition der Ereignisse bzw. Interventionen und der unterschiedlichen Studiendauer (zwischen 1-6 Jahre). Auch ist die Abhängigkeit vieler Ereignisse voneinander zu bedenken, welche jedoch in vielen Studien nicht erwähnt und auch nicht diskutiert wird. Denn ist eine PCA aufgrund einer Re-Stenose nach einer Stentimplantation ein eigenes Ereignis, oder sollte es als Folge der Stentimplantation gewertet werden? Oder sollte ein 3-facher Gefäßbypass gleichwertig wie ein 1-facher Gefäßbypass gewertet werden ohne Unterscheidung in arterieller oder venöser Revaskularisation? Eine gute Möglichkeit der Darstellung, die die Ergebnisse mit diesen Diskussionspunkte berücksichtigt, ist es, die Ereignis-freie Überlebenszeit (event-free survival) in Kaplan-Meier-Kurven aufzuzeigen, wie bei Rosada et al. (2014) ersichtlich (Abbildung 13). Es konnte eine 75% höhere Ereignis-freie Überlebenszeit im Jahr nach Beginn der Lp-Apherese aufgezeigt werden.

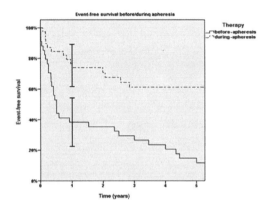

Abbildung 13. Kaplan-Meier-Kurve zur Darstellung der Ereignis-freien Überlebenszeit vor und nach Beginn der Lp-Apherese (Rosada et al. 2014)

Zwei randomisierte kontrollierte Studien (Thompson et al. 1995, Kroon et al. 1996) untersuchten die kombinierte Wirkung der Lp-Apherese mit Statinen gegenüber einer Kontrollgruppe, die nur Statine erhielten. Thompson et al. (1995) verglichen vor und nach einem Intervall von 2 Jahren 42 PatientInnen mit heterozygoten FH mittels quantitativer Koronarangiographie. Die PatientInnen wurden entweder mit Lp-Apherese (Dextransulfatadsorption) 14-tägig + Simvastatin 40 mg oder ein Anionenaustauscherharz + Simvastatin 40 mg täglich therapiert. Es wurden keine signifikanten Unterschiede beider Gruppen bei der Auswertung der Koronarangiographie festgestellt. Daraus wurde geschlossen, dass die Lp-Apherese keinen zusätzlichen Effekt besitzt, sofern das LDL-CH ausreichend gesenkt wird. Alle eingeschlossenen PatientInnen hatten Lp(a)-Werte < 100 mg/dl.

Kroon et al. (1996) verglichen 42 hypercholesterinämische PatientInnen, mit einem mittleren LDL-CH von 280 mg/dl, die entweder Lp-Apherese im 14-tägigen Intervall mit Dextransulfatsadsorption + Simvastatin 40 mg oder nur Simvastatin 40 mg erhielten. Lp(a) war bei allen eingeschlossenen PatientInnen < 100 mg/dl. Die koronarangiographischen

Untersuchungen wurden vor Beginn und nach 2 Jahren durchgeführt und ergaben keine signifikanten Unterschiede in der atherosklerotischen Progression. In der Gruppe der PatientInnen mit Lp-Apherese konnte aber eine Regression einzelner Stenosen nachgewiesen werden.

Mabuchi et al. (1998) verglichen in einem Follow-up von 6 Jahren die kardiovaskuläre Ereignis- bzw. Interventionsrate (Herztod, Myokardinfarkt, Bypass oder PCA mit bzw. ohne Stent) bei PatientInnen, die Lp-Apherese und lipidsenkenden Medikamente erhielten (n=43), mit PatientInnen, die nur lipidsenkende Medikamente erhielten (n=87). Die Gruppe, die zusätzlich Lp-Apherese erhielt, hatte 72% weniger Ereignisse bzw. Interventionen im Beobachtungszeitraum als die Kontrollgruppe.

Die Lp-Apherese führt zu einer Verbesserung der körperlichen Belastbarkeit (6-Minuten Gehtest) und zu einer verbesserten Lebensqualität (Khan et al. 2017). Wenn LDL-CH ausreichend gesenkt wird, verbessert sich die Endothelfunktion erheblich (Rubba et al. 1990, Rubba et al. 1993). Symptome einer Angina pectoris vermindern sich und die myokardiale Perfusion wird verbessert (Aengevaeren et al. 1996). Die Regression atherosklerotischer Plaques wurde auch in späterer Zeit mittels Koronarangiographie unter regelmäßiger Lp-Apherese nachgewiesen (Matsuzaki et al. 2002, Safarova et al. 2013).

4.4. Veränderungen der Lipoprotein-Apherese-Therapie über die Jahre

Seit der Einführung der Lp-Apherese in den 1970er-Jahren hat sich einiges verändert. Die heutzutage vorhandenen Vollblutsysteme haben die Vorteile der einfacheren Handhabung, geringeren Therapiedauer und dadurch höheren Compliance der PatientInnen (Kopprasch et al. 2009).

Während DALI und Dextransulfatadsorption die scheinbar effektivsten der Lp-Apheresemethoden sind, um LDL-CH zu verringern und Dextransulfatadsorption, um Lp(a) zu verringern (Julius et al. 2013), wurden die antioxidativen Langzeit-Effekte der unterschiedlichen Methoden nur selten und unzureichend in der Literatur untersucht. PatientInnen, die regelmäßig mit DALI behandelt wurden, hatten unmittelbar vor der nächsten Lp-Apheresesitzung, als auch nach der Lp-Apherese eine signifikant höhere totale antioxidative Kapazität und niedrigere Antikörper gegen oxidiertes LDL-CH, verglichen mit Dextransulfatadsorption, HELP und Immunadsorption. Alle untersuchten Lp-Apheresemethoden (DALI, Dextransulfatadsorption, HELP und Immunadsorption) führen zu einer ähnlichen Senkung des oxidierten LDL-CH und der Antikörper gegen oxidiertes LDL-CH (Kopprasch et al. 2009). Die progressive Senkung der oxidativen Aktivität bei Langzeitanwendung (Beobachtungszeitraum über 80 Lp-Apheresesitzungen) mit Dextransulfatadsorption wurde von Kopprasch et al. (2015) nachgewiesen.

Die retrospektive Datenanalyse der Oxidationsparameter wurde nur bei PatientInnen, die mit DALI (n=10) bzw. Dextransulfatadsorption (n=1) therapiert wurden, durchgeführt. Die explorativ ermittelten signifikanten Ergebnisse bestätigen den in der Literatur nur selten untersuchten antioxidativen positiven Effekt dieser zwei Lp-Apherese-Methoden. Die Verwendung von DALI als Vollblutsystem wird als Ursache für die gute antioxidative Funktion diskutiert. DALI vermindert als Vollblutsystem auch die Leukozytenanzahl im Blut, wodurch die Oxidationsaktivität der Phagozyten verringert wird (Kopprasch et al. 2009).

Aufgrund der unterschiedlichen Wirkungen der Methoden, empfiehlt Julius et al. (2013), dass Lp-Apheresezentren mehr als eine Lp-Apheresemethode anbieten sollten, um individuell nach den Bedürfnissen der PatientInnen die beste Methode auswählen zu können.

Das Intervall, in dem die Lp-Apherese durchgeführt werden sollte, ist nicht standardisiert festgelegt. Die meisten Zentren führen die Lp-Apherese heutzutage in wöchentlichen Intervallen durch. Manchmal wird auch noch 14-tägig therapiert, oder selten sogar einmal pro Monat oder weniger oft nach bereits langjähriger Therapie (Julius et al. 2013). In Einzelfällen, wenn die Lipoproteine sehr stark erhöht sind und die Progression der Atherosklerose durch die wöchentliche Lp-Apherese nicht ausreichend gestoppt wird, gibt es auch Therapieschemata mit zweimal wöchentlichen Behandlungen (Julius et al. 2013). In den internationalen Lp-Apherese-Konsensuspapieren wird ein Intervall von wöchentlich bis 14-tägig als sicher und effizient empfohlen (Nordestgaard et al. 2013, Schwartz et al. 2016). Im österreichischen Konsens wird ein wöchentliches Intervall angeraten (Derfler et al. 2015).

Seit Zulassung der PCSK9-Hemmer im Jahre 2015 gibt es eine effiziente Alternative zu Statinen, falls diese nicht vertragen werden. Wie schon in der Einleitung erwähnt, hat sich dadurch für die Lp-Apherese die Indikation der Statinunverträglichkeit verändert. Bei PatientInnen, die eine Statinunverträglichkeit gegen sämtlich verfügbare Statine haben und mithilfe der PCSK9-Hemmer Therapie die LDL-CH Zielwerte nicht erreichen bzw. zusätzlich Lp(a)-Werte > 100 mg/dl haben, ist weiterhin die Lp-Apherese indiziert (Schettler et al. 2016). Bei Lp(a) < 100 mg/dl können manche PatientInnen von der Lp-Apherese auf PCSK9-Hemmer umgestellt werden, die aufgrund der Statinunverträglichkeit die Lp-Apherese bislang durchführten. Auch bei vielen der in dieser Datenanalyse eingeschlossenen PatientInnen war dies der Fall.

Bei PatientInnen mit homozygoter FH oder starker Ausprägung der heterozygoten Form wird die PCSK9-Hemmer Therapie als Zusatz zur Lp-Apherese diskutiert. Derzeit gibt es noch keine Auswertungen, ob die Kombination von Lp-Apherese und PCSK9-Hemmer in dieser PatientInnengruppe endlich die LDL-CH-Zielwerte von < 70 mg/dl erreichen lässt. Auch ist noch nicht klar, ob PCSK9-Hemmer ähnlich der Lp-Apherese pleiotrope Effekte zur Senkung des Atheroskleroserisikos besitzen (Schettler et al. 2016). Die Anwendung der PCSK9-Hemmer bei homozygoter FH wurde nur in Kombination mit Lp-Apherese oder weiterer lipidsenkender Medikation (Statine) untersucht (Raal et al. 2017). Es ist zu bedenken, dass PCSK9-Hemmer bei homozygoter FH nur bei PatientInnen mit vorhandenen, defekten LDL-CH-Rezeptoren einen Effekt zeigen. Bei PatientInnen mit homozygoter FH und fehlenden LDL-CH-Rezeptoren (Nullmutation) ist diese Therapie nicht indiziert (Stein et al. 2013).

Trotz des langjährigen Bestehens der Lp-Apherese ist sie noch immer eine weitgehend unbekannte Therapieoption. Es wird geschätzt, dass nur 1 von 4 homozygoten FH PatientInnen und gesamt nur etwa 10% der Personen, die eine Indikation hätten, mit Lp-Apherese behandelt werden (Julius et al. 2013). Die Diagnose der homo- bzw. heterozygoten FH, sowie einer Lp(a)-Erhöhung wird oft erst Jahre nach dem ersten kardiovaskulären Ereignis gestellt. Erhebungen zur Anzahl der PatientInnen unter Lp-Apherese weltweit gibt es keine. Die Angaben werden geschätzt und variieren teilweise erheblich in den unterschiedlichen Reviews. Wang et al. (2016) geben eine weltweite Gesamtanzahl von 2400 PatientInnen an, welche jedoch alleine in Deutschland behandelt werden. Genaue Zahlen können nur durch direkten Kontakt mit den einzelnen Lp-Apheresezentren evaluiert werden. Lp-Apheresezentren bestätigen die laufend steigende Zahl an PatientInnen, was vermutlich auf das Bekanntwerden des leider meist noch immer unbekannten Risikofaktors Lp(a) zurückzuführen ist (Lp-Apheresezentren, persönliche Mitteilung).

Die Indikation zur Lp-Apherese stellt sich in Österreich erst bei deutlich höheren Lp(a)-Werten (> 100 mg/dl) als in anderen Ländern (Deutschland, Großbritannien, Italien, Japan, USA und Spanien > 50 bzw. 60 mg/dl), wenn dokumentierte progrediente klinisch manifeste Atherosklerose vorhanden ist (Derfler et al. 2015). Grund hierfür dürften ökonomische

Überlegungen sein, da es sich um eine kostenintensive Therapie mit hohem Personalaufwand handelt. Die Compliance der PatientInnen muss hoch sein, da es eine lebenslange wöchentliche Therapie ist.

Erhöhtes kardiovaskuläres Risiko besteht bei PatientInnen mit positiver Familienanamnese bezüglich früher atherosklerotischer Ereignisse. In dieser Datenanalyse wurden frühe atherosklerotische Ereignisse als jene vor dem 55. Lebensjahr definiert. Nordestgaard et al. (2013) definieren frühe Ereignisse als jene < 60. Lebensjahr und Klose et al. (2014) als jene < 65. Lebensjahr. Personen mit atherosklerotischen Ereignissen < 55. Lebensjahr sind ebenso wie deren erstgradig Verwandten für ein Familien-Screening indiziert. Screening-Untersuchungen auf Fettstoffwechselstörungen haben vor allem das Ziel sehr früh mit der Therapie starten zu können und die atherosklerotischen Läsionen vermindern bzw. deren Entstehung verhindern zu können. In dieser Datenanalyse haben lediglich 3 PatientInnen (10%) in der Primärprävention mit der Lp-Apherese begonnen, woraus man schließen kann, dass Screening-Untersuchungen viel zu selten durchgeführt werden.

4.5. Schlussfolgerung

Die Lp-Apherese kann als lebenslange Therapie die Progredienz der atherosklerotischen Gefäßerkrankung verzögern bzw. vermindern. Sie ist indiziert bei PatientInnen mit familiärer Hypercholesterinämie, PatientInnen mit erhöhtem Lp(a) > 100 mg/dl und dokumentierter progredienter klinisch manifester Atherosklerose und PatientInnen, die trotz maximaler medikamentöser Therapie die LDL-CH Zielwerte nicht erreichen und eine manifeste progrediente Atherosklerose haben. Neben der bekannten Senkung der Lipoproteine führt die Lp-Apherese zu zahlreichen pleiotropen Effekten. Die Verminderung der Oxidation konnte in dieser retrospektiven Datenanalyse dargestellt werden.

Derzeit stellt die Lp-Apherese die einzige Möglichkeit dar, Lp(a) effizient zu senken und PatientInnen mit homozygoter FH effizient zu behandeln. An einer alternativen therapeutischen Möglichkeit, um erhöhtes Lp(a) mit Antisense Oligonukleotiden signifikant zu vermindern, wird bereits in Phase 2 Studien geforscht (Viney et al. 2016).

Die Lp-Apherese-Therapie ist trotz der nachgewiesenen Effizienz als Therapieform noch weitgehend unbekannt und viele PatientInnen, die Indikationen dafür hätten, haben keinen Zugang. Es wäre wünschenswert, dass die Diagnose eines erhöhten Lp(a) und einer homo- oder heterozygoten FH bereits primärpräventiv gestellt wird. Insbesondere bei Kindern müssen die niedrigeren Grenzwerte des LDL-CH (homozygote FH: LDL-CH > 300 mg/dl, heterozygote FH: LDL-CH > 135 mg/dl) bedacht werden. Eine Screening-Untersuchung der erstgradig Verwandten einer IndexpatientIn ist unerlässlich.

5. Literaturverzeichnis

Abifadel, M., M. Varret, J. P. Rabes, D. Allard, K. Ouguerram, M. Devillers, C. Cruaud, S. Benjannet, L. Wickham, D. Erlich, A. Derre, L. Villeger, M. Farnier, I. Beucler, E. Bruckert, J. Chambaz, B. Chanu, J. M. Lecerf, G. Luc, P. Moulin, J. Weissenbach, A. Prat, M. Krempf, C. Junien, N. G. Seidah and C. Boileau (2003). "Mutations in PCSK9 cause autosomal dominant hypercholesterolemia." Nat Genet **34**(2): 154-156.

Aengevaeren, W. R., A. A. Kroon, A. F. Stalenhoef, G. J. Uijen and T. van der Werf (1996). "Low density lipoprotein apheresis improves regional myocardial perfusion in patients with hypercholesterolemia and extensive coronary artery disease. LDL-Apheresis Atherosclerosis Regression Study (LAARS)." J Am Coll Cardiol **28**(7): 1696-1704.

Albers, J. J., H. Kennedy and S. M. Marcovina (1996). "Evidence that Lp[a] contains one molecule of apo[a] and one molecule of apoB: evaluation of amino acid analysis data." J Lipid Res **37**(1): 192-196.

Arai, K., A. Orsoni, Z. Mallat, A. Tedgui, J. L. Witztum, E. Bruckert, A. D. Tselepis, M. J. Chapman and S. Tsimikas (2012). "Acute impact of apheresis on oxidized phospholipids in patients with familial hypercholesterolemia." J Lipid Res **53**(8): 1670-1678.

Auer, J., H. Sinzinger, B. Franklin and R. Berent (2016). "Muscle- and skeletal-related side-effects of statins: tip of the iceberg?" Eur J Prev Cardiol **23**(1): 88-110.

Austin, M. A., C. M. Hutter, R. L. Zimmern and S. E. Humphries (2004). "Familial hypercholesterolemia and coronary heart disease: a HuGE association review." Am J Epidemiol **160**(5): 421-429.

Ballard, K. D., E. Mah, Y. Guo, R. S. Bruno, B. A. Taylor, J. E. Beam, D. M. Polk and P. D. Thompson (2016). "Single Low-Density Lipoprotein Apheresis Does Not Improve Vascular Endothelial Function in Chronically Treated Hypercholesterolemic Patients." Int J Vasc Med **2016**: 4613202.

Barden, A., R. R. Zilkens, K. Croft, T. Mori, V. Burke, L. J. Beilin and I. B. Puddey (2007). "A reduction in alcohol consumption is associated with reduced plasma F2-isoprostanes and urinary 20-HETE excretion in men." Free Radic Biol Med **42**(11): 1730-1735.

Bergmark, C., A. Dewan, A. Orsoni, E. Merki, E. R. Miller, M. J. Shin, C. J. Binder, S. Horkko, R. M. Krauss, M. J. Chapman, J. L. Witztum and S. Tsimikas (2008). "A novel function of lipoprotein [a] as a preferential carrier of oxidized phospholipids in human plasma." J Lipid Res **49**(10): 2230-2239.

Bosch, T., B. Schmidt, M. Blumenstein and H. J. Gurland (1993). "Lipid apheresis by hemoperfusion: in vitro efficacy and ex vivo biocompatibility of a new low-density lipoprotein adsorber compatible with human whole blood." Artif Organs **17**(7): 640-652.

Brammen, L., S. Steiner, R. Berent and H. Sinzinger (2016). "Molecular imaging of atherosclerotic lesions by positron emission tomography - can it meet the expectations?" Vasa **45**(2): 125-132.

Bräutigam, C., B. Engelmann, D. Reiss, U. Reinhardt, J. Thiery, W. O. Richter and T. Brosche (1996). "Plasmalogen phospholipids in plasma lipoproteins of normolipidemic donors and patients with hypercholesterolemia treated by LDL apheresis." Atherosclerosis **119**(1): 77-88.

Brown, B. G., M. C. Cheung, A. C. Lee, X. Q. Zhao and A. Chait (2002). "Antioxidant vitamins and lipid therapy: end of a long romance?" Arterioscler Thromb Vasc Biol **22**(10): 1535-1546.

Brown, M. S. and J. L. Goldstein (1983). "Lipoprotein metabolism in the macrophage: implications for cholesterol deposition in atherosclerosis." Annu Rev Biochem **52**: 223-261.

Bujo, H., K. Takahashi, Y. Saito, T. Maruyama, S. Yamashita, Y. Matsuzawa, S. Ishibashi, F. Shionoiri, N. Yamada and T. Kita (2004). "Clinical features of familial hypercholesterolemia in Japan in a database from 1996-1998 by the research committee of the ministry of health, labour and welfare of Japan." J Atheroscler Thromb **11**(3): 146-151.

Cangemi, R., L. Loffredo, R. Carnevale, L. Perri, M. P. Patrizi, V. Sanguigni, P. Pignatelli and F. Violi (2008). "Early decrease of oxidative stress by atorvastatin in hypercholesterolaemic patients: effect on circulating vitamin E." Eur Heart J **29**(1): 54-62.

Casoinic, F., D. Sampelean, A. D. Buzoianu, N. Hancu and D. Baston (2016). "Serum Levels of Oxidative Stress Markers in Patients with Type 2 Diabetes Mellitus and Non-alcoholic Steatohepatitis." Rom J Intern Med **54**(4): 228-236.

Catapano, A. L., I. Graham, G. De Backer, O. Wiklund, M. J. Chapman, H. Drexel, A. W. Hoes, C. S. Jennings, U. Landmesser, T. R. Pedersen, Z. Reiner, G. Riccardi, M. R. Taskinen, L. Tokgozoglu, W. M. Verschuren, C. Vlachopoulos, D. A. Wood, J. L. Zamorano, M. Authors/Task Force and C. Additional (2016). "2016 ESC/EAS Guidelines for the Management of Dyslipidaemias." Eur Heart J **37**(39): 2999-3058.

Cattin, L., A. Petrucco, G. Cazzolato, G. B. Bon, V. Borelli, E. Nardon, G. Zabucchi, M. Fonda and P. Bordin (1997). "Low density lipoprotein-apheresis decreases oxidized low density lipoproteins and monocyte adhesion to endothelial cells." Asaio j 43(3): 209-213.

Chapman, M. J., S. Goldstein, D. Lagrange and P. M. Laplaud (1981). "A density gradient ultracentrifugal procedure for the isolation of the major lipoprotein classes from human serum." J Lipid Res 22(2): 339-358.

Chen, Y. Q., J. S. Troutt and R. J. Konrad (2014). "PCSK9 is present in human cerebrospinal fluid and is maintained at remarkably constant concentrations throughout the course of the day." Lipids 49(5): 445-455.

Chien, C. T., W. T. Chang, H. W. Chen, T. D. Wang, S. Y. Liou, T. J. Chen, Y. L. Chang, Y. T. Lee and S. M. Hsu (2004). "Ascorbate supplement reduces oxidative stress in dyslipidemic patients undergoing apheresis." Arterioscler Thromb Vasc Biol 24(6): 1111-1117.

Cominacini, L., A. M. Pastorino, U. Garbin, M. Campagnola, A. de Santis, A. Davoli, G. Faccini, L. Bertozzo, F. Pasini, A. F. Pasini and et al. (1994). "The susceptibility of low-density lipoprotein to in vitro oxidation is increased in hypercholesterolemic patients." Nutrition 10(6): 527-531.

Cui, C. J., S. Li and J. J. Li (2015). "PCSK9 and its modulation." Clin Chim Acta 440: 79-86.

Daida, H., Y. J. Lee, H. Yokoi, T. Kanoh, S. Ishiwata, K. Kato, H. Nishikawa, F. Takatsu, H. Kato, Y. Kutsumi and et al. (1994). "Prevention of restenosis after percutaneous transluminal coronary angioplasty by reducing lipoprotein (a) levels with low-density lipoprotein apheresis. Low-Density Lipoprotein Apheresis Angioplasty Restenosis Trial (L-ART) Group." Am J Cardiol 73(15): 1037-1040.

Daida, H. and H. Yamaguchi (1997). "Clinical application and effectiveness of low-density lipoprotein apheresis in the treatment of coronary artery disease." Ther Apher 1(3): 253-254.

Davi, G., P. Alessandrini, A. Mezzetti, G. Minotti, T. Bucciarelli, F. Costantini, F. Cipollone, G. B. Bon, G. Ciabattoni and C. Patrono (1997). "In vivo formation of 8-Epi-prostaglandin F2 alpha is increased in hypercholesterolemia." Arterioscler Thromb Vasc Biol 17(11): 3230-3235.

Davi, G., G. Ciabattoni, A. Consoli, A. Mezzetti, A. Falco, S. Santarone, E. Pennese, E. Vitacolonna, T. Bucciarelli, F. Costantini, F. Capani and C. Patrono (1999). "In vivo formation of 8-iso-prostaglandin f2alpha and platelet activation in diabetes mellitus: effects of improved metabolic control and vitamin E supplementation." Circulation 99(2): 224-229.

Davignon, J., R. F. Jacob and R. P. Mason (2004). "The antioxidant effects of statins." Coronary Artery Disease 15(5): 251-258.

De Caterina, R. (2002). "Low-Density Lipoprotein Level Reduction by the 3-Hydroxy-3-Methylglutaryl Coenzyme-A Inhibitor Simvastatin Is Accompanied by a Related Reduction of F2-Isoprostane Formation in Hypercholesterolemic Subjects: No Further Effect of Vitamin E." Circulation 106(20): 2543-2549.

de Graaf, J., H. L. Hak-Lemmers, M. P. Hectors, P. N. Demacker, J. C. Hendriks and A. F. Stalenhoef (1991). "Enhanced susceptibility to in vitro oxidation of the dense low-density lipoprotein subfraction in healthy subjects." Arterioscler Thromb 11(2): 298-306.

Deakin, S., I. Leviev, S. Guernier and R. W. James (2003). "Simvastatin modulates expression of the PON1 gene and increases serum paraoxonase: a role for sterol regulatory element-binding protein-2." Arterioscler Thromb Vasc Biol 23(11): 2083-2089.

Deb, A. and N. M. Caplice (2004). "Lipoprotein(a): new insights into mechanisms of atherogenesis and thrombosis." Clin Cardiol 27(5): 258-264.

Derfler, K., S. Steiner and H. Sinzinger (2015). "Lipoprotein-apheresis: Austrian consensus on indication and performance of treatment." Wien Klin Wochenschr 127(15-16): 655-663.

Diakoumakou, O., G. Hatzigeorgiou, N. Gontoras, M. Boutsikou, V. Kolovou, S. Mavrogeni, V. Giannakopoulou and G. D. Kolovou (2014). "Severe/Extreme Hypertriglyceridemia and LDL Apheretic Treatment: Review of the Literature, Original Findings." Cholesterol 2014: 109263.

Dihazi, H., M. J. Koziolek, T. Sollner, E. Kahler, R. Klingel, R. Neuhoff, F. Strutz and G. A. Mueller (2008). "Protein adsorption during LDL-apheresis: proteomic analysis." Nephrol Dial Transplant 23(9): 2925-2935.

Donner, M. G., K. G. Parhofer, W. O. Richter and P. Schwandt (1999). "Low-density lipoprotein (LDL) oxidizability before and after LDL-apheresis." Metabolism 48(7): 881-886.

Doucet, C., V. Mooser, S. Gonbert, F. Raymond, J. Chapman, C. Jacobs and J. Thillet (2000). "Lipoprotein(a) in the nephrotic syndrome: molecular analysis of lipoprotein(a) and apolipoprotein(a) fragments in plasma and urine." J Am Soc Nephrol 11(3): 507-513.

Eaton, D. L., G. M. Fless, W. J. Kohr, J. W. McLean, Q. T. Xu, C. G. Miller, R. M. Lawn and A. M. Scanu (1987). "Partial amino acid sequence of apolipoprotein(a) shows that it is homologous to plasminogen." Proc Natl Acad Sci U S A 84(10): 3224-3228.

Eisenhauer, T., V. W. Armstrong, H. Wieland, C. Fuchs, F. Scheler and D. Seidel (1987). "Selective removal of low density lipoproteins (LDL) by precipitation at low pH: first clinical application of the HELP system." Klin Wochenschr **65**(4): 161-168.

Ekmekci, O. B. and H. Ekmekci (2006). "Vitronectin in atherosclerotic disease." Clin Chim Acta **368**(1-2): 77-83.

Ercan, H., A. Kiyici, K. Marakoglu and M. Oncel (2016). "8-Isoprostane and Coenzyme Q10 Levels in Patients with Metabolic Syndrome." Metab Syndr Relat Disord **14**(6): 318-321.

Erqou, S., S. Kaptoge, P. L. Perry, E. Di Angelantonio, A. Thompson, I. R. White, S. M. Marcovina, R. Collins, S. G. Thompson, J. Danesh and C. Emerging Risk Factors (2009). "Lipoprotein(a) concentration and the risk of coronary heart disease, stroke, and nonvascular mortality." JAMA **302**(4): 412-423.

Esterbauer, H., G. Striegl, H. Puhl and M. Rotheneder (1989). "Continuous monitoring of in vitro oxidation of human low density lipoprotein." Free Radic Res Commun **6**(1): 67-75.

Ferri, N., G. Tibolla, A. Pirillo, F. Cipollone, A. Mezzetti, S. Pacia, A. Corsini and A. L. Catapano (2012). "Proprotein convertase subtilisin kexin type 9 (PCSK9) secreted by cultured smooth muscle cells reduces macrophages LDLR levels." Atherosclerosis **220**(2): 381-386.

Frei, B. and J. M. Gaziano (1993). "Content of antioxidants, preformed lipid hydroperoxides, and cholesterol as predictors of the susceptibility of human LDL to metal ion-dependent and -independent oxidation." J Lipid Res **34**(12): 2135-2145.

Gandjini, H., P. Gambert, A. Athias, C. Mousson, G. Rifle and C. Lallemant (1994). "Composition and immunoreactivity of serum low-density lipoproteins (LDL) before and after LDL-apheresis on dextran sulfate-cellulose columns." Transfus Sci **15**(3): 289-297.

Girona, J., A. E. La Ville, R. Sola, N. Plana and L. Masana (1999). "Simvastatin decreases aldehyde production derived from lipoprotein oxidation." Am J Cardiol **83**(6): 846-851.

Goldstein, J. L. and M. S. Brown (1973). "Familial hypercholesterolemia: identification of a defect in the regulation of 3-hydroxy-3-methylglutaryl coenzyme A reductase activity associated with overproduction of cholesterol." Proc Natl Acad Sci U S A **70**(10): 2804-2808.

Grenkowitz, T., U. Kassner, M. Wuhle-Demuth, B. Salewsky, A. Rosada, T. Zemojtel, W. Hopfenmuller, B. Isermann, K. Borucki, F. Heigl, U. Laufs, S. Wagner, M. E. Kleber, P. Binner, W. Marz, E. Steinhagen-Thiessen and I. Demuth (2016). "Clinical characterization and mutation spectrum of German patients with familial hypercholesterolemia." Atherosclerosis **253**: 88-93.

Gudnason, V., G. Sigurdsson, H. Nissen and S. E. Humphries (1997). "Common founder mutation in the LDL receptor gene causing familial hypercholesterolaemia in the Icelandic population." Hum Mutat **10**(1): 36-44.

Hahnel, D., J. Thiery, T. Brosche and B. Engelmann (1999). "Role of plasmalogens in the enhanced resistance of LDL to copper-induced oxidation after LDL apheresis." Arterioscler Thromb Vasc Biol **19**(10): 2431-2438.

Hermann, M. and B. Gmeiner (1992). "Altered susceptibility to in vitro oxidation of LDL in LDL complexes and LDL aggregates." Arterioscler Thromb **12**(12): 1503-1506.

Hobbs, H. H. and A. L. White (1999). "Lipoprotein(a): intrigues and insights." Curr Opin Lipidol **10**(3): 225-236.

Holgersson, J., L. Rydberg and M. E. Breimer (2014). "Molecular deciphering of the ABO system as a basis for novel diagnostics and therapeutics in ABO incompatible transplantation." Int Rev Immunol **33**(3): 174-194.

Hovland, A., R. Hardersen, J. Sexton, T. E. Mollnes and K. T. Lappegard (2009). "Different inflammatory responses induced by three LDL-lowering apheresis columns." J Clin Apher **24**(6): 247-253.

Hudgins, L. C., B. Kleinman, A. Scheuer, S. White and B. R. Gordon (2008). "Long-term safety and efficacy of low-density lipoprotein apheresis in childhood for homozygous familial hypercholesterolemia." Am J Cardiol **102**(9): 1199-1204.

Hurt-Camejo, E., G. Camejo, B. Rosengren, F. Lopez, C. Ahlstrom, G. Fager and G. Bondjers (1992). "Effect of arterial proteoglycans and glycosaminoglycans on low-density lipoprotein oxidation and its uptake by human macrophages and arterial smooth muscle cells." Arterioscler Thromb **12**(5): 569-583.

Hussein, H., S. Saheb, M. Couturier, M. Atassi, A. Orsoni, A. Carrie, P. Therond, S. Chantepie, P. Robillard, E. Bruckert, M. J. Chapman and A. Kontush (2016). "Small, dense high-density lipoprotein 3 particles exhibit defective antioxidative and anti-inflammatory function in familial hypercholesterolemia: Partial correction by low-density lipoprotein apheresis." J Clin Lipidol **10**(1): 124-133.

Ikeda, U., T. Ito and K. Shimada (2001). "Interleukin-6 and acute coronary syndrome." Clin Cardiol **24**(11): 701-704.

Innerarity, T. L., K. H. Weisgraber, K. S. Arnold, R. W. Mahley, R. M. Krauss, G. L. Vega and S. M. Grundy (1987). "Familial defective apolipoprotein B-100: low density lipoproteins with abnormal receptor binding." Proc Natl Acad Sci U S A **84**(19): 6919-6923.

Jäger, B. R., Y. Richter, D. Nagel, F. Heigl, A. Vogt, E. Roeseler, K. Parhofer, W. Ramlow, M. Koch, G. Utermann, C. A. Labarrere and D. Seidel (2009). "Longitudinal cohort study on the effectiveness of lipid apheresis treatment to reduce high lipoprotein(a) levels and prevent major adverse coronary events." Nat Clin Pract Cardiovasc Med **6**(3): 229-239.

Julius, U., S. Fischer, U. Schatz, J. Passauer and S. Bornstein (2013). "Why an apheresis center should offer more than one lipoprotein apheresis method." Ther Apher Dial **17**(2): 179-184.

Julius, U., G. Siegert and S. Gromeier (2000). "Intraindividual comparison of the impact of two selective apheresis methods (DALI and HELP) on the coagulation system." Int J Artif Organs **23**(3): 199-206.

Julius, U., G. Siegert, H. Kostka, U. Schatz and B. Hohenstein (2015). "Effects of different lipoprotein apheresis methods on serum protein levels." Atheroscler Suppl **18**: 95-102.

Julius, U., K. Taseva, S. Fischer, J. Passauer and S. R. Bornstein (2013). "Current situation of lipoprotein apheresis in Saxony." Atheroscler Suppl **14**(1): 51-55.

Kamstrup, P. R., M. Benn, A. Tybjaerg-Hansen and B. G. Nordestgaard (2008). "Extreme lipoprotein(a) levels and risk of myocardial infarction in the general population: the Copenhagen City Heart Study." Circulation **117**(2): 176-184.

Kamstrup, P. R., A. Tybjaerg-Hansen, R. Steffensen and B. G. Nordestgaard (2009). "Genetically elevated lipoprotein(a) and increased risk of myocardial infarction." JAMA **301**(22): 2331-2339.

Keating, A. J., K. B. Campbell and J. R. Guyton (2013). "Intermittent nondaily dosing strategies in patients with previous statin-induced myopathy." Ann Pharmacother **47**(3): 398-404.

Khan, T. Z., L. Y. Hsu, A. E. Arai, S. Rhodes, A. Pottle, R. Wage, W. Banya, P. D. Gatehouse, S. Giri, P. Collins, D. J. Pennell and M. Barbir (2017). "Apheresis as novel treatment for refractory angina with raised lipoprotein(a): a randomized controlled cross-over trial." Eur Heart J **38**(20): 1561-1569.

Klezovitch, O., C. Edelstein, L. Zhu and A. M. Scanu (1998). "Apolipoprotein(a) binds via its C-terminal domain to the protein core of the proteoglycan decorin. Implications for the retention of lipoprotein(a) in atherosclerotic lesions." J Biol Chem **273**(37): 23856-23865.

Klose, G., U. Laufs, W. Marz and E. Windler (2014). "Familial hypercholesterolemia: developments in diagnosis and treatment." Dtsch Arztebl Int **111**(31-32): 523-529.

Knisel, W., A. Di Nicuolo, M. Pfohl, H. Muller, T. Risler, M. Eggstein and E. Seifried (1993). "Different effects of two methods of low-density lipoprotein apheresis on the coagulation and fibrinolytic systems." J Intern Med **234**(5): 479-487.

Koga, N., T. Nagano, T. Sato and K. Kagasawa (1993). "Anaphylactoid reactions and bradykinin generation in patients treated with LDL-apheresis and an ACE inhibitor." Asaio j **39**(3): M288-291.

Kojima, S., M. Shida, K. Tanaka, H. Takano, H. Yokoyama and M. Kuramochi (2001). "Acute changes in plasma levels of hepatocyte growth factor during low-density lipoprotein apheresis." Ther Apher **5**(1): 2-6.

Kopprasch, S., S. R. Bornstein, S. Bergmann, J. Graessler and U. Julius (2015). "Long-term therapeutic efficacy of lipoprotein apheresis on circulating oxidative stress parameters--A comparison of two different apheresis techniques." Atheroscler Suppl **18**: 80-84.

Kopprasch, S., J. Graessler, S. R. Bornstein, P. E. Schwarz, S. Tselmin, A. Frind, I. Poberschin and U. Julius (2009). "Beyond lowering circulating LDL: apheresis-induced changes of systemic oxidative stress markers by four different techniques." Atheroscler Suppl **10**(5): 34-38.

Koziolek, M. J., U. Hennig, A. Zapf, C. Bramlage, C. Grupp, V. W. Armstrong, F. Strutz and G. A. Muller (2010). "Retrospective analysis of long-term lipid apheresis at a single center." Ther Apher Dial **14**(2): 143-152.

Kroon, A. A., W. R. Aengevaeren, G. van der Werf, G. J. Uijen, J. H. Reiber, A. V. Bruschke and A. F. Stalenhoef (1996). "LDL-Apheresis Atherosclerosis Regression Study (LAARS). Effect of aggressive versus conventional lipid lowering treatment on coronary atherosclerosis." Circulation **93**(10): 1826-1835.

Kroon, A. A., P. N. Demacker, H. A. Kleinveld and A. F. Stalenhoef (1999). "The rebound of lipoproteins after LDL-apheresis. Effects on chemical composition and LDL-oxidizability." Atherosclerosis **147**(1): 105-113.

Kurtoglu, E., A. Ugur, M. Sait Gonen and G. KiSakol (2003). "Effect of lipoprotein apheresis on oxidative stress and antioxidant status in familial hypercholesterolemic patients." Int J Artif Organs **26**(11): 1039-1043.

Lankin, V. Z., G. G. Konovalova, A. K. Tikhaze, I. B. Nezhdanova, A. M. Olfer'ev and V. V. Kukharchuk (2003). "Oxidation of plasma low-density lipoproteins from coronary patients with various forms of hypercholesterolemia." Bull Exp Biol Med **136**(1): 42-45.

Lee, G. and G. M. Arepally (2012). "Anticoagulation techniques in apheresis: from heparin to citrate and beyond." J Clin Apher **27**(3): 117-125.

Leebmann, J., E. Roeseler, U. Julius, F. Heigl, R. Spitthoever, D. Heutling, P. Breitenberger, W. Maerz, W. Lehmacher, A. Heibges, R. Klingel and G. ProLiFe Study (2013). "Lipoprotein apheresis in patients with maximally tolerated lipid-lowering therapy, lipoprotein(a)-hyperlipoproteinemia, and progressive cardiovascular disease: prospective observational multicenter study." Circulation **128**(24): 2567-2576.

Leitinger, N., C. Pirich, I. Blazek, G. Endler and H. Sinzinger (1996). "Decreased susceptibility of low-density lipoproteins to in-vitro oxidation after dextran-sulfate LDL-apheresis treatment." Atherosclerosis **126**(2): 305-312.

Lepage, S., F. Nigon, D. Bonnefont-Rousselot, U. Assogba, S. Goulinet, L. Chancharme, J. Delattre, E. Bruckert and M. J. Chapman (2000). "Oxidizability of atherogenic low-density lipoprotein subspecies in severe familial hypercholesterolemia: impact of long-term low-density lipoprotein apheresis." J Cardiovasc Pharmacol Ther **5**(2): 87-103.

Libby, P., Y. Okamoto, V. Z. Rocha and E. Folco (2010). "Inflammation in atherosclerosis: transition from theory to practice." Circ J **74**(2): 213-220.

Mabuchi, H., J. Koizumi, M. Shimizu, K. Kajinami, S. Miyamoto, K. Ueda and T. Takegoshi (1998). "Long-term efficacy of low-density lipoprotein apheresis on coronary heart disease in familial hypercholesterolemia. Hokuriku-FH-LDL-Apheresis Study Group." Am J Cardiol **82**(12): 1489-1495.

Malaguarnera, M., M. Vacante, C. Russo, G. Malaguarnera, T. Antic, L. Malaguarnera, R. Bella, G. Pennisi, F. Galvano and A. Frigiola (2013). "Lipoprotein(a) in cardiovascular diseases." Biomed Res Int **2013**: 650989.

Matsuzaki, M., K. Hiramori, T. Imaizumi, A. Kitabatake, H. Hishida, M. Nomura, T. Fujii, I. Sakuma, K. Fukami, T. Honda, H. Ogawa and M. Yamagishi (2002). "Intravascular ultrasound evaluation of coronary plaque regression by low density lipoprotein-apheresis in familial hypercholesterolemia: the Low Density Lipoprotein-Apheresis Coronary Morphology and Reserve Trial (LACMART)." J Am Coll Cardiol **40**(2): 220-227.

McConnell, J. P., P. A. Guadagno, T. D. Dayspring, D. M. Hoefner, D. L. Thiselton, G. R. Warnick and W. S. Harris (2014). "Lipoprotein(a) mass: a massively misunderstood metric." J Clin Lipidol **8**(6): 550-553.

Mellwig, K. P., C. Schatton, B. Biermann, T. Kottmann, D. Horstkotte and F. van Buuren (2015). "[Lipoprotein(a): influence on cardiovascular manifestation]." Clin Res Cardiol Suppl **10**: 33-38.

Milne, G. L., E. S. Musiek and J. D. Morrow (2005). "F2-isoprostanes as markers of oxidative stress in vivo: an overview." Biomarkers **10 Suppl 1**: S10-23.

Moeslinger, T., R. Friedl, I. Volf, M. Brunner, E. Koller and P. G. Spieckermann (2000). "Inhibition of inducible nitric oxide synthesis by oxidized lipoprotein(a) in a murine macrophage cell line." FEBS Lett **478**(1-2): 95-99.

Montuschi, P., P. J. Barnes and L. J. Roberts, 2nd (2004). "Isoprostanes: markers and mediators of oxidative stress." FASEB J **18**(15): 1791-1800.

Moorjani, S., M. Roy, C. Gagne, J. Davignon, D. Brun, M. Toussaint, M. Lambert, L. Campeau, S. Blaichman and P. Lupien (1989). "Homozygous familial hypercholesterolemia among French Canadians in Quebec Province." Arteriosclerosis **9**(2): 211-216.

Moriarty, P., R. Sosland, C. Gibson and J. Belmont (2010). "Comparison of different low density lipoprotein apheresis machines on brain natriuretic Peptide levels in patients with familial hypercholesterolemia." Ther Apher Dial **14**(1): 74-78.

Moutzouri, E., E. N. Liberopoulos, C. C. Tellis, H. J. Milionis, A. D. Tselepis and M. S. Elisaf (2013). "Comparison of the effect of simvastatin versus simvastatin/ezetimibe versus rosuvastatin on markers of inflammation and oxidative stress in subjects with hypercholesterolemia." Atherosclerosis **231**(1): 8-14.

Mure, K., N. Yoshimura, M. Hashimoto, S. Muraki, H. Oka, S. Tanaka, H. Kawaguchi, K. Nakamura, T. Akune and T. Takeshita (2015). "Urinary 8-iso-prostaglandin F2alpha as a marker of metabolic risks in the general Japanese population: The ROAD study." Obesity (Silver Spring) **23**(7): 1517-1524.

Nagano, Y., H. Arai and T. Kita (1991). "High density lipoprotein loses its effect to stimulate efflux of cholesterol from foam cells after oxidative modification." Proc Natl Acad Sci U S A **88**(15): 6457-6461.

Napoli, C., G. Ambrosio, N. Scarpato, G. Corso, G. Palumbo, F. P. D'Armiento, F. P. Mancini, A. Malorni, S. Formisano, A. Ruocco, A. Cali and M. Chiariello (1997). "Decreased low-density lipoprotein oxidation after repeated selective apheresis in homozygous familial hypercholesterolemia." Am Heart J **133**(5): 585-595.

Navarese, E. P., M. Kolodziejczak, V. Schulze, P. A. Gurbel, U. Tantry, Y. Lin, M. Brockmeyer, D. E. Kandzari, J. M. Kubica, R. B. D'Agostino, Sr., J. Kubica, M. Volpe, S. Agewall, D. J. Kereiakes and M. Kelm (2015). "Effects of Proprotein Convertase Subtilisin/Kexin Type 9 Antibodies in Adults With Hypercholesterolemia: A Systematic Review and Meta-analysis." Ann Intern Med **163**(1): 40-51.

Nissen, S. E., E. Stroes, R. E. Dent-Acosta, R. S. Rosenson, S. J. Lehman, N. Sattar, D. Preiss, E. Bruckert, R. Ceska, N. Lepor, C. M. Ballantyne, I. Gouni-Berthold, M. Elliott, D. M. Brennan, S. M. Wasserman, R. Somaratne, R. Scott, E. A. Stein and G.-

. Investigators (2016). "Efficacy and Tolerability of Evolocumab vs Ezetimibe in Patients With Muscle-Related Statin Intolerance: The GAUSS-3 Randomized Clinical Trial." JAMA **315**(15): 1580-1590.

Nordestgaard, B. G., M. J. Chapman, S. E. Humphries, H. N. Ginsberg, L. Masana, O. S. Descamps, O. Wiklund, R. A. Hegele, F. J. Raal, J. C. Defesche, A. Wiegman, R. D. Santos, G. F. Watts, K. G. Parhofer, G. K. Hovingh, P. T. Kovanen, C. Boileau, M. Averna, J. Boren, E. Bruckert, A. L. Catapano, J. A. Kuivenhoven, P. Pajukanta, K. Ray, A. F. Stalenhoef, E. Stroes, M. R. Taskinen, A. Tybjaerg-Hansen and P. European Atherosclerosis Society Consensus (2013). "Familial hypercholesterolaemia is underdiagnosed and undertreated in the general population: guidance for clinicians to prevent coronary heart disease: consensus statement of the European Atherosclerosis Society." Eur Heart J **34**(45): 3478-3490a.

Oguogho, A., A. Ferlitsch and H. Sinzinger (2000). "LDL-apheresis decreases plasma levels and urinary excretion of 8-epi-PGF2alpha." Prostaglandins Leukot Essent Fatty Acids **62**(4): 209-216.

Oguogho, A. and H. Sinzinger (2000). "Isoprostanes in atherosclerosis." J Physiol Pharmacol **51**(4 Pt 1): 673-682.

Ooi, E. M., P. H. Barrett, D. C. Chan and G. F. Watts (2008). "Apolipoprotein C-III: understanding an emerging cardiovascular risk factor." Clin Sci (Lond) **114**(10): 611-624.

Otto, C., J. Berster, B. Otto and K. G. Parhofer (2007). "Effects of two whole blood systems (DALI and Liposorber D) for LDL apheresis on lipids and cardiovascular risk markers in severe hypercholesterolemia." J Clin Apher **22**(6): 301-305.

Palcoux, J. B., M. Atassi-Dumont, P. Lefevre, O. Hequet, J. L. Schlienger, P. Brignon and B. Roussel (2008). "Low-density lipoprotein apheresis in children with familial hypercholesterolemia: follow-up to 21 years." Ther Apher Dial **12**(3): 195-201.

Palumbo, B., L. Cardinali and H. Sinzinger (2000). "LDL-Apheresis removes serum amyloid P and A in hypercholesterolemic patients." Thromb Res **97**(6): 491-494.

Patschan, D., S. Patschan, E. Henze, J. T. Wessels, M. Koziolek and G. A. Muller (2009). "LDL lipid apheresis rapidly increases peripheral endothelial progenitor cell competence." J Clin Apher **24**(5): 180-185.

Patterson, D. and J. Slack (1972). "Lipid abnormalities in male and female survivors of myocardial infarction and their first-degree relatives." Lancet **1**(7747): 393-399.

Pilz, H., A. Oguogho, F. Chehne, G. Lupattelli, B. Palumbo and H. Sinzinger (2000). "Quitting cigarette smoking results in a fast improvement of in vivo oxidation injury (determined via plasma, serum and urinary isoprostane)." Thromb Res **99**(3): 209-221.

Pulawski, E., K. P. Mellwig and D. Horstkotte (2003). "[H.E.L.P. apheresis and oxidative stress]." Z Kardiol **92**(Suppl 3): III38-41.

Raal, F. J., A. J. Areias, R. Waisberg and M. von Arb (1995). "Susceptibility of low density lipoprotein to oxidation in familial hypercholesterolaemia." Atherosclerosis **115**(1): 9-15.

Raal, F. J., G. K. Hovingh, D. Blom, R. D. Santos, M. Harada-Shiba, E. Bruckert, P. Couture, H. Soran, G. F. Watts, C. Kurtz, N. Honarpour, L. Tang, S. Kasichayanula, S. M. Wasserman and E. A. Stein (2017). "Long-term treatment with evolocumab added to conventional drug therapy, with or without apheresis, in patients with homozygous familial hypercholesterolaemia: an interim subset analysis of the open-label TAUSSIG study." Lancet Diabetes Endocrinol **5**(4): 280-290.

Ramunni, A., P. Brescia, D. Quaranta, M. Plantamura, R. Ria and P. Coratelli (2007). "Fibrinogen apheresis in the treatment of peripheral arterial disease." Blood Purif **25**(5-6): 404-410.

Ramunni, A., F. Petrarulo, C. Grasso, S. Papagni and P. Brescia (2013). "Acute and chronic effects of therapeutic apheresis." Atheroscler Suppl **14**(1): 83-87.

Reilly, M. P., D. Pratico, N. Delanty, G. DiMinno, E. Tremoli, D. Rader, S. Kapoor, J. Rokach, J. Lawson and G. A. FitzGerald (1998). "Increased formation of distinct F2 isoprostanes in hypercholesterolemia." Circulation **98**(25): 2822-2828.

Reiner, Z., A. L. Catapano, G. De Backer, I. Graham, M. R. Taskinen, O. Wiklund, S. Agewall, E. Alegria, M. J. Chapman, P. Durrington, S. Erdine, J. Halcox, R. Hobbs, J. Kjekshus, P. P. Filardi, G. Riccardi, R. F. Storey, D. Wood, E. S. C. C. f. P. Guidelines, Committees, P. European Association for Cardiovascular and Rehabilitation (2011). "ESC/EAS Guidelines for the management of dyslipidaemias: the Task Force for the management of dyslipidaemias of the European Society of Cardiology (ESC) and the European Atherosclerosis Society (EAS)." Eur Heart J **32**(14): 1769-1818.

Resch, U., F. Tatzber, A. Budinsky and H. Sinzinger (2006). "Reduction of oxidative stress and modulation of autoantibodies against modified low-density lipoprotein after rosuvastatin therapy." Br J Clin Pharmacol **61**(3): 262-274.

Richter, W. O., B. G. Jacob, M. M. Ritter, K. Suhler, K. Vierneisel and P. Schwandt (1993). "Three-year treatment of familial heterozygous hypercholesterolemia by extracorporeal low-density lipoprotein immunoadsorption with polyclonal apolipoprotein B antibodies." Metabolism **42**(7): 888-894.

Roberts, L. J. and J. D. Morrow (2000). "Measurement of F(2)-isoprostanes as an index of oxidative stress in vivo." Free Radic Biol Med **28**(4): 505-513.

Robinson, J. G., M. Farnier, M. Krempf, J. Bergeron, G. Luc, M. Averna, E. S. Stroes, G. Langslet, F. J. Raal, M. El Shahawy, M. J. Koren, N. E. Lepor, C. Lorenzato, R. Pordy, U. Chaudhari, J. J. Kastelein and O. L. T. Investigators (2015). "Efficacy and safety of alirocumab in reducing lipids and cardiovascular events." N Engl J Med 372(16): 1489-1499.

Rosada, A., U. Kassner, A. Vogt, M. Willhauck, K. Parhofer and E. Steinhagen-Thiessen (2014). "Does regular lipid apheresis in patients with isolated elevated lipoprotein(a) levels reduce the incidence of cardiovascular events?" Artif Organs 38(2): 135-141.

Rubba, P., F. Faccenda, S. Di Somma, A. Gnasso, N. Scarpato, A. Iannuzzi, G. Nappi, A. Postiglione, O. De Divitiis and M. Mancini (1993). "Cerebral blood flow velocity and systemic vascular resistance after acute reduction of low-density lipoprotein in familial hypercholesterolemia." Stroke 24(8): 1154-1161.

Rubba, P., A. Iannuzzi, A. Postiglione, N. Scarpato, S. Montefusco, A. Gnasso, G. Nappi, C. Cortese and M. Mancini (1990). "Hemodynamic changes in the peripheral circulation after repeat low density lipoprotein apheresis in familial hypercholesterolemia." Circulation 81(2): 610-616.

Rubinsztein, D. C., D. R. van der Westhuyzen and G. A. Coetzee (1994). "Monogenic primary hypercholesterolaemia in South Africa." S Afr Med J 84(6): 339-344.

Sabatine, M. S., R. P. Giugliano, A. C. Keech, N. Honarpour, S. D. Wiviott, S. A. Murphy, J. F. Kuder, H. Wang, T. Liu, S. M. Wasserman, P. S. Sever, T. R. Pedersen, F. S. Committee and Investigators (2017). "Evolocumab and Clinical Outcomes in Patients with Cardiovascular Disease." N Engl J Med.

Sabatine, M. S., R. P. Giugliano, S. D. Wiviott, F. J. Raal, D. J. Blom, J. Robinson, C. M. Ballantyne, R. Somaratne, J. Legg, S. M. Wasserman, R. Scott, M. J. Koren, E. A. Stein and L. D. L. C. I. Open-Label Study of Long-Term Evaluation against (2015). "Efficacy and safety of evolocumab in reducing lipids and cardiovascular events." N Engl J Med 372(16): 1500-1509.

Safarova, M. S., M. V. Ezhov, O. I. Afanasieva, Y. G. Matchin, R. V. Atanesyan, I. Y. Adamova, E. A. Utkina, G. A. Konovalov and S. N. Pokrovsky (2013). "Effect of specific lipoprotein(a) apheresis on coronary atherosclerosis regression assessed by quantitative coronary angiography." Atheroscler Suppl 14(1): 93-99.

Sahebkar, A., L. E. Simental-Mendia, G. F. Watts, M. C. Serban, M. Banach, Lipid and G. Blood Pressure Meta-analysis Collaboration (2017). "Comparison of the effects of fibrates versus statins on plasma lipoprotein(a) concentrations: a systematic review and meta-analysis of head-to-head randomized controlled trials." BMC Med 15(1): 22.

Salter, B. S., M. M. Weiner, M. A. Trinh, J. Heller, A. S. Evans, D. H. Adams and G. W. Fischer (2016). "Heparin-Induced Thrombocytopenia: A Comprehensive Clinical Review." J Am Coll Cardiol 67(21): 2519-2532.

Sampietro, T., M. Tuoni, M. Ferdeghini, A. Ciardi, P. Marraccini, C. Prontera, G. Sassi, M. Taddei and A. Bionda (1997). "Plasma cholesterol regulates soluble cell adhesion molecule expression in familial hypercholesterolemia." Circulation 96(5): 1381-1385.

Sasaki, S., N. Kuwahara, K. Kunitomo, S. Harada, T. Yamada, A. Azuma, K. Takeda and M. Nakagawa (2002). "Effects of atorvastatin on oxidized low-density lipoprotein, low-density lipoprotein subfraction distribution, and remnant lipoprotein in patients with mixed hyperlipoproteinemia." Am J Cardiol 89(4): 386-389.

Scanu, A. M. (2003). "Lipoprotein(a) and the atherothrombotic process: mechanistic insights and clinical implications." Curr Atheroscler Rep 5(2): 106-113.

Schatz, U., B. Arneth, G. Siegert, D. Siegels, S. Fischer, U. Julius and S. R. Bornstein (2013). "Iron deficiency and its management in patients undergoing lipoprotein apheresis. Comparison of two parenteral iron formulations." Atheroscler Suppl 14(1): 115-122.

Schettler, V., H. Methe, D. Staschinsky, P. Schuff-Werner, G. A. Muller and E. Wieland (1999). "Review: the oxidant/antioxidant balance during regular low density lipoprotein apheresis." Ther Apher 3(3): 219-226.

Schettler, V. J., C. L. Neumann, C. Peter, T. Zimmermann, U. Julius, E. Roeseler, F. Heigl and G. German Apheresis Working (2015). "Impact of the German Lipoprotein Apheresis Registry (DLAR) on therapeutic options to reduce increased Lp(a) levels." Clin Res Cardiol Suppl 10: 14-20.

Schettler, V. J., J. Ringel, S. Jacob, U. Julius, R. Klingel, F. Heigl, E. Roeseler, P. Grutzmacher, N. Deutsche Gesellschaft fur and N. Verband Deutsche (2016). "[Therapeutic algorithm for lipoprotein apheresis and PCSK9 inhibition for severe hypercholesterolemia or isolated lipoprotein(a) hyperlipoproteinemia]." Internist (Berl) 57(5): 511-516.

Schettler, V. J. J., E. Roeseler, C. Thode, P. Grützmacher, R. Klingel and U. Juliusus (2015). "Differenzierung der Indikation zur Lipoproteinapherese bei erhöhtem Lp(a) durch unterschiedliche Messmethoden." CardioVasc 15(3): 36-38.

Schmaldienst, S., S. Banyai, T. M. Stulnig, G. Heinz, M. Jansen, W. H. Horl and K. Derfler (2000). "Prospective randomised cross-over comparison of three LDL-apheresis systems in statin pretreated patients with familial hypercholesterolaemia." Atherosclerosis 151(2): 493-499.

Schulz, S., H. Ludike, M. Lierath, A. Schlitt, K. Werdan, B. Hofmann, C. Glaser, H. G. Schaller and S. Reichert (2016). "C-reactive protein levels and genetic variants of CRP as prognostic markers for combined cardiovascular endpoint (cardiovascular death, death from stroke, myocardial infarction, and stroke/TIA)." Cytokine **88**: 71-76.

Schwartz, J., A. Padmanabhan, N. Aqui, R. A. Balogun, L. Connelly-Smith, M. Delaney, N. M. Dunbar, V. Witt, Y. Wu and B. H. Shaz (2016). "Guidelines on the Use of Therapeutic Apheresis in Clinical Practice-Evidence-Based Approach from the Writing Committee of the American Society for Apheresis: The Seventh Special Issue." J Clin Apher **31**(3): 149-162.

Seimon, T. A., M. J. Nadolski, X. Liao, J. Magallon, M. Nguyen, N. T. Feric, M. L. Koschinsky, R. Harkewicz, J. L. Witztum, S. Tsimikas, D. Golenbock, K. J. Moore and I. Tabas (2010). "Atherogenic lipids and lipoproteins trigger CD36-TLR2-dependent apoptosis in macrophages undergoing endoplasmic reticulum stress." Cell Metab **12**(5): 467-482.

Sinzinger, H. (1993). "LDL-Apherese - Elimination von LDL-Cholesterin mittels Dextransulphat." Labor Aktuell **6**(93): 5-10.

Sinzinger, H., F. Chehne, A. Ferlitsch and A. Oguogho (2000). "Angiotensin receptor antagonists during dextran sulfate LDL-apheresis are safe." Thromb Res **100**(1): 43-46.

Sinzinger, H., F. Chehne and G. Lupattelli (2002). "Oxidation injury in patients receiving HMG-CoA reductase inhibitors: occurrence in patients without enzyme elevation or myopathy." Drug Saf **25**(12): 877-883.

Sinzinger, H. and H. Kritz (1999). "LDL-apheresis improves microalbuminuria in patients with severe familial heterozygous hypercholesterolemia." Atherosclerosis **143**(1): 223-224.

Sinzinger, H., G. Lupattelli, F. Chehne, A. Oguogho and C. D. Furberg (2001). "Isoprostane 8-epi-PGF2alpha is frequently increased in patients with muscle pain and/or CK-elevation after HMG-Co-enzyme-A-reductase inhibitor therapy." J Clin Pharm Ther **26**(4): 303-310.

Sinzinger, H., C. Pirich, J. Bednar and J. O'Grady (1996). "Ex-vivo and in-vivo platelet function in patients with severe hypercholesterolemia undergoing LDL-apheresis." Thromb Res **82**(4): 291-301.

Sobal, G. and H. Sinzinger (2005). "Effect of simvastatin on the oxidation of native and modified lipoproteins." Biochem Pharmacol **70**(8): 1185-1191.

Solichova, D., M. Blaha, J. Aufartova, L. K. Krcmova, J. Plisek, B. Honegrova, E. Kasalova, M. Lanska, L. Urbanek and L. Sobotka (2015). "The Effect of LDL-Apheresis and Rheohaemapheresis Treatment on Vitamin E." J Nutr Sci Vitaminol (Tokyo) **61**(2): 105-112.

Stefanutti, C., S. Di Giacomo, A. Vivenzio, G. C. Isacchi, R. Masella, P. Caprari, R. Vari, A. Tarzia, A. Mosiello and A. Cantafora (2001). "Acute and long-term effects of low-density lipoprotein (LDL)-apheresis on oxidative damage to LDL and reducing capacity of erythrocytes in patients with severe familial hypercholesterolaemia." Clin Sci (Lond) **100**(2): 191-198.

Stefanutti, C., G. C. Isacchi, R. Antonini, A. Bucci, A. Cardillo, G. D. Di Nucci, M. Gozzer, F. Malagnino, M. Masci, B. Mazzarella and et al. (1988). "Selective continuous removal of low-density lipoproteins by dextran sulfate cellulose column adsorption apheresis in the therapy of familial hypercholesterolemia." Beitr Infusionsther **23**: 172-182.

Stefanutti, C., C. Morozzi, S. Di Giacomo and G. Italian Multicenter Study on Low-Density Lipoprotein Apheresis Working (2013). "Italian multicenter study on low-density lipoprotein apheresis Working Group 2009 survey." Ther Apher Dial **17**(2): 169-178.

Stefanutti, C., C. Morozzi and A. Petta (2011). "Lipid and low-density-lipoprotein apheresis. Effects on plasma inflammatory profile and on cytokine pattern in patients with severe dyslipidemia." Cytokine **56**(3): 842-849.

Stefanutti, C., A. Vivenzio, S. Di Giacomo and P. M. Ferraro (2011). "Cytokines profile in serum of homozygous familial hypercholesterolemia is changed by LDL-apheresis." Cytokine **55**(2): 245-250.

Stein, E. A., N. Honarpour, S. M. Wasserman, F. Xu, R. Scott and F. J. Raal (2013). "Effect of the proprotein convertase subtilisin/kexin 9 monoclonal antibody, AMG 145, in homozygous familial hypercholesterolemia." Circulation **128**(19): 2113-2120.

Steinberg, D., S. Parthasarathy, T. E. Carew, J. C. Khoo and J. L. Witztum (1989). "Beyond cholesterol. Modifications of low-density lipoprotein that increase its atherogenicity." N Engl J Med **320**(14): 915-924.

Stone, N. J., J. G. Robinson, A. H. Lichtenstein, C. N. Bairey Merz, C. B. Blum, R. H. Eckel, A. C. Goldberg, D. Gordon, D. Levy, D. M. Lloyd-Jones, P. McBride, J. S. Schwartz, S. T. Shero, S. C. Smith, K. Watson and P. W. F. Wilson (2014). "2013 ACC/AHA Guideline on the Treatment of Blood Cholesterol to Reduce Atherosclerotic Cardiovascular Risk in Adults." Journal of the American College of Cardiology **63**(25): 2889-2934.

Streicher, J., P. Valent, H. Schmidt, G. Sengolge, O. Wagner, W. Strobl, W. H. Hörl and K. Derfler (1999). "Up-regulation of LDL-receptor expression by LDL-immunoapheresis in patients with familial hypercholesterolemia." J Investig Med **47**(8): 378-387.

Stroes, E. S., P. D. Thompson, A. Corsini, G. D. Vladutiu, F. J. Raal, K. K. Ray, M. Roden, E. Stein, L. Tokgozoglu, B. G. Nordestgaard, E. Bruckert, G. De Backer, R. M. Krauss, U. Laufs, R. D. Santos, R. A. Hegele, G. K. Hovingh, L. A. Leiter, F.

Mach, W. Marz, C. B. Newman, O. Wiklund, T. A. Jacobson, A. L. Catapano, M. J. Chapman, H. N. Ginsberg and P. European Atherosclerosis Society Consensus (2015). "Statin-associated muscle symptoms: impact on statin therapy-European Atherosclerosis Society Consensus Panel Statement on Assessment, Aetiology and Management." Eur Heart J **36**(17): 1012-1022.

Studentova, H., J. Indrakova, P. Petrova, M. Kaminek, H. Kalabova, V. Sramek, T. Adam and B. Melichar (2016). "Risk factors of atherosclerosis during systemic therapy targeting vascular endothelial growth factor." Oncol Lett **11**(2): 939-944.

Suzumura, K., M. Yasuhara, K. Tanaka and T. Suzuki (1999). "Protective effect of fluvastatin sodium (XU-62-320), a 3-hydroxy-3-methylglutaryl coenzyme A (HMG-CoA) reductase inhibitor, on oxidative modification of human low-density lipoprotein in vitro." Biochem Pharmacol **57**(6): 697-703.

Taleb, A., J. L. Witztum and S. Tsimikas (2011). "Oxidized phospholipids on apoB-100-containing lipoproteins: a biomarker predicting cardiovascular disease and cardiovascular events." Biomark Med **5**(5): 673-694.

Tellis, C. C. and A. D. Tselepis (2009). "The role of lipoprotein-associated phospholipase A2 in atherosclerosis may depend on its lipoprotein carrier in plasma." Biochim Biophys Acta **1791**(5): 327-338.

Thompson, G. R. (2008). "Recommendations for the use of LDL-apheresis." Atherosclerosis **198**(2): 247-255.

Thompson, G. R., A. Catapano, S. Saheb, M. Atassi-Dumont, M. Barbir, M. Eriksson, B. Paulweber, E. Sijbrands, A. F. Stalenhoef and K. G. Parhofer (2010). "Severe hypercholesterolaemia: therapeutic goals and eligibility criteria for LDL-apheresis in Europe." Curr Opin Lipidol **21**(6): 492-498.

Thompson, G. R., R. Lowenthal and N. B. Myant (1975). "Plasma exchange in the management of homozygous familial hypercholesterolaemia." Lancet **1**(7918): 1208-1211.

Thompson, G. R., V. M. Maher, S. Matthews, Y. Kitano, C. Neuwirth, M. B. Shortt, G. Davies, A. Rees, A. Mir, R. J. Prescott and et al. (1995). "Familial Hypercholesterolaemia Regression Study: a randomised trial of low-density-lipoprotein apheresis." Lancet **345**(8953): 811-816.

Tribble, D. L., L. G. Holl, P. D. Wood and R. M. Krauss (1992). "Variations in oxidative susceptibility among six low-density lipoprotein subfractions of differing density and particle size." Atherosclerosis **93**(3): 189-199.

Tribble, D. L., J. J. van den Berg, P. A. Motchnik, B. N. Ames, D. M. Lewis, A. Chait and R. M. Krauss (1994). "Oxidative susceptibility of low-density lipoprotein subfractions is related to their ubiquinol-10 and alpha-tocopherol content." Proc Natl Acad Sci U S A **91**(3): 1183-1187.

Tsimikas, S. and J. L. Hall (2012). "Lipoprotein(a) as a potential causal genetic risk factor of cardiovascular disease: a rationale for increased efforts to understand its pathophysiology and develop targeted therapies." J Am Coll Cardiol **60**(8): 716-721.

Tsimikas, S. and J. L. Witztum (2008). "The role of oxidized phospholipids in mediating lipoprotein(a) atherogenicity." Curr Opin Lipidol **19**(4): 369-377.

Tsuchida, H., H. Shigematsu, S. Ishimaru, T. Iwai, N. Akaba and S. Umezu (2006). "Effect of low-density lipoprotein apheresis on patients with peripheral arterial disease. Peripheral Arterial Disease LDL Apheresis Multicenter Study (P-LAS)." Int Angiol **25**(3): 287-292.

Turk, Z., V. Mrzljak, N. Turk and Z. Metelko (1999). "Changes of autoantibodies against oxidatively modified low-density lipoproteins during long-term LDL-apheresis." Diabetes Nutr Metab **12**(6): 413-417.

Utermann, G., H. J. Menzel, H. G. Kraft, H. C. Duba, H. G. Kemmler and C. Seitz (1987). "Lp(a) glycoprotein phenotypes. Inheritance and relation to Lp(a)-lipoprotein concentrations in plasma." J Clin Invest **80**(2): 458-465.

Utsumi, K., M. Kawabe, A. Hirama, K. Ueda, Y. Kamada, K. Arii, Y. Komaba, K. Katsura, Y. Iino and Y. Katayama (2007). "Effects of selective LDL-apheresis on plasma concentrations of ICAM-1, VCAM-1 and P-selectin in diabetic patients with arteriosclerosis obliterans and receiving maintenance hemodialysis." Clin Chim Acta **377**(1-2): 198-200.

van Buuren, F., J. A. Sommer, T. Kottmann, D. Horstkotte and K. P. Mellwig (2015). "[Extracardiac manifestation of elevated lipoprotein(a) levels--cumulative incidence of peripheral arterial disease and stenosis of the carotid artery]." Clin Res Cardiol Suppl **10**: 39-45.

van Wijk, D. F., B. Sjouke, A. Figueroa, H. Emami, F. M. van der Valk, M. H. MacNabb, L. C. Hemphill, D. M. Schulte, M. G. Koopman, M. E. Lobatto, H. J. Verberne, Z. A. Fayad, J. J. Kastelein, W. J. Mulder, G. K. Hovingh, A. Tawakol and E. S. Stroes (2014). "Nonpharmacological lipoprotein apheresis reduces arterial inflammation in familial hypercholesterolemia." J Am Coll Cardiol **64**(14): 1418-1426.

Varret, M., J. P. Rabes, B. Saint-Jore, A. Cenarro, J. C. Marinoni, F. Civeira, M. Devillers, M. Krempf, M. Coulon, R. Thiart, M. J. Kotze, H. Schmidt, J. C. Buzzi, G. M. Kostner, M. Bertolini, M. Pocovi, A. Rosa, M. Farnier, M. Martinez, C. Junien and C. Boileau (1999). "A third major locus for autosomal dominant hypercholesterolemia maps to 1p34.1-p32." Am J Hum Genet **64**(5): 1378-1387.

Viney, N. J., J. C. van Capelleveen, R. S. Geary, S. Xia, J. A. Tami, R. Z. Yu, S. M. Marcovina, S. G. Hughes, M. J. Graham, R. M. Crooke, S. T. Crooke, J. L. Witztum, E. S. Stroes and S. Tsimikas (2016). "Antisense oligonucleotides targeting apolipoprotein(a) in people with raised lipoprotein(a): two randomised, double-blind, placebo-controlled, dose-ranging trials." The Lancet **388**(10057): 2239-2253.

von Dryander, M., S. Fischer, J. Passauer, G. Muller, S. R. Bornstein and U. Julius (2013). "Differences in the atherogenic risk of patients treated by lipoprotein apheresis according to their lipid pattern." Atheroscler Suppl **14**(1): 39-44.

Vuorio, A. F., K. Aalto-Setala, U. M. Koivisto, H. Turtola, H. Nissen, P. T. Kovanen, T. A. Miettinen, H. Gylling, H. Oksanen and K. Kontula (2001). "Familial hypercholesterolaemia in Finland: common, rare and mild mutations of the LDL receptor and their clinical consequences. Finnish FH-group." Ann Med **33**(6): 410-421.

Wang, A., A. Richhariya, S. R. Gandra, B. Calimlim, L. Kim, R. G. Quek, R. J. Nordyke and P. P. Toth (2016). "Systematic Review of Low-Density Lipoprotein Cholesterol Apheresis for the Treatment of Familial Hypercholesterolemia." J Am Heart Assoc **5**(7).

Wang, Y., F. Blessing, A. K. Walli, P. Uberfuhr, P. Fraunberger and D. Seidel (2004). "Effects of heparin-mediated extracorporeal low-density lipoprotein precipitation beyond lowering proatherogenic lipoproteins--reduction of circulating proinflammatory and procoagulatory markers." Atherosclerosis **175**(1): 145-150.

Wassmann, S., U. Laufs, A. T. Baumer, K. Muller, K. Ahlbory, W. Linz, G. Itter, R. Rosen, M. Bohm and G. Nickenig (2001). "HMG-CoA reductase inhibitors improve endothelial dysfunction in normocholesterolemic hypertension via reduced production of reactive oxygen species." Hypertension **37**(6): 1450-1457.

Yuasa, Y., T. Osaki, H. Makino, N. Iwamoto, I. Kishimoto, M. Usami, N. Minamino and M. Harada-Shiba (2014). "Proteomic analysis of proteins eliminated by low-density lipoprotein apheresis." Ther Apher Dial **18**(1): 93-102.

Zaid, A., A. Roubtsova, R. Essalmani, J. Marcinkiewicz, A. Chamberland, J. Hamelin, M. Tremblay, H. Jacques, W. Jin, J. Davignon, N. G. Seidah and A. Prat (2008). "Proprotein convertase subtilisin/kexin type 9 (PCSK9): hepatocyte-specific low-density lipoprotein receptor degradation and critical role in mouse liver regeneration." Hepatology **48**(2): 646-654.

Zerrad-Saadi, A., P. Therond, S. Chantepie, M. Couturier, K. A. Rye, M. J. Chapman and A. Kontush (2009). "HDL3-mediated inactivation of LDL-associated phospholipid hydroperoxides is determined by the redox status of apolipoprotein A-I and HDL particle surface lipid rigidity: relevance to inflammation and atherogenesis." Arterioscler Thromb Vasc Biol **29**(12): 2169-2175.

6. Abkürzungsverzeichnis

8-epi-PGF2α	8-epi-Prostaglandin F2α
ACE	Angiotensin-converting-enzyme
ApoA	Apolipoprotein A
ApoB	Apolipoprotein B
ApoC-III	Apolipoprotein C-III
aPTT	aktivierte partielle Thromboplastinzeit
ASS	Acetylsalicylsäure
BNP	B-natriuretisches Peptid
cAVK	cerebrale arterielle Verschlusskrankheit
CH	Cholesterin
CRP	C-reaktives Protein
DALI	direkte Adsorption von Lipoproteinen
DM	Diabetes mellitus
DOAK	direkte orale Antikoagulantien
eNOS	endotheliale Stickstoffmonoxid-Synthase
EPC	endotheliale Progenitorzellen
FH	familiäre Hypercholesterinämie
GPT = ALT	Glutamat-Pyruvat-Transaminase = Alanin-Aminotransferase
HDL-CH	high-density Lipoprotein Cholesterin
HELP	Heparin-induzierte extrakorporale LDL-Präzipitation
HGF	Hepatozellulärer Wachstumsfaktor
HTG	Hypertriglyzeridämie
HWZ	Halbwertszeit
IDDM	insulin-abhängiger Diabetes mellitus
IL	Interleukin
KHK	koronare Herzkrankheit
LDL-CH	low-density Lipoprotein Cholesterin
Lp(a)	Lipoprotein(a)
Lp-Apherese	Lipoprotein-Apherese
LPL	Lipoproteinlipase
Lp-PLA2	Lipoprotein-assoziierte Phospholipase A2
Max	Maximum
MI	Myokardinfarkt
Min	Minimum
NAST	Nierenarterienstenose
NIDDM	Nicht-insulin-abhängiger Diabetes mellitus

NO	Stickstoffmonoxid
Omega3FS	Omega 3 Fettsäuren
pAVK	periphere arterielle Verschlusskrankheit
PCA	perkutane koronare Angioplastie
PCSK9	Proprotein convertase subtilisin/kexin type 9
PET	Positronen-Emissions-Tomographie
PTA	perkutane transluminale Angioplastie
RNS	Reactive Nitrogen Species, freie Radikale auf Stickstoffbasis
ROS	Reactive Oxygen Species, freie Radikale auf Sauerstoffbasis
St.p.	Status post
TEA	Thrombendarteriektomie
TIA	transitorisch ischämische Attacke
TNF-alpha	Tumornekrosefaktor-alpha
tPA	tissue Plasminogen Aktivator
VEGF	vaskulärer endothelialer Wachstumsfaktor
VLDL-CH	very-low-density Lipoprotein Cholesterin

7. Abbildungsverzeichnis

Abbildung 1. Schematische Darstellung der Lp-Apherese-PatientInnen weltweit nach Julius et al. (2013), sowie Lp-Apheresezentren (persönliche Mitteilung) 2

Abbildung 2. Klinische Diagnosefindung der FH, modifiziert nach Klose et al. (2014) 5

Abbildung 3. Therapiealgorithmus der FH 9

Abbildung 4. Prävalenz des erhöhten Lp(a) in der österreichischen Bevölkerung, modifiziert nach Sinzinger 2016 (unpublished data) 12

Abbildung 5. Absenkung der Lipoproteine bei Lp-Apherese 16

Abbildung 6. Therapeutische Effizienz der Lp-Apherese, modifiziert nach Sinzinger (1993) 19

Abbildung 7. Erhöhte Lipoproteine inklusive Mehrfachnennung (n=30) LDL-CH, wenn individueller LDL-CH-Zielwert nicht erreicht wurde, Lp(a) > 100mg/dl, TG (Triglyzeride) im Nüchternzustand > 150 mg/dl 37

Abbildung 8. Gründe der Statinunverträglichkeit n=10, inklusive Mehrfachnennungen, CK ↑ wenn CK > 200 U/l; Leberparameter ↑ wenn bei Männern GOT bzw. GPT > 50 U/l, bei Frauen GOT bzw. GPT > 35 U/l 38

Abbildung 9. Gesamtanzahl der Interventionen ein Jahr vor bzw. ein Jahr nach Beginn der Lp-Apherese 43

Abbildung 10. 8-epi-PGF2α im Plasma (pg/ml) vor (prä) und nach (post) der ersten Lp-Apherese, sowie im einjährigen Beobachtungszeitraum, M=Monate, ** Signifikanz (prä/post; prä/12M): $p < 0,01$ 45

Abbildung 11. Lag-phase (Minuten) vor (prä) und nach (post) der ersten Lp-Apherese, sowie im einjährigen Beobachtungszeitraum, M=Monate, ** Signifikanz (prä/12M): $p < 0,01$, * Signifikanz (prä/post): $p < 0,05$ 47

Abbildung 12. Maximale Dienbildung (Absorptionsrate) vor (prä) und nach (post) der ersten Lp-Apherese, sowie im einjährigen Beobachtungszeitraum, M=Monate, ** Signifikanz (prä/12M): $p < 0,01$ 48

Abbildung 13. Kaplan-Meier-Kurve zur Darstellung der Ereignis-freien Überlebenszeit vor und nach Beginn der Lp-Apherese (Rosada et al. 2014) 61

8. Tabellenverzeichnis

Tabelle 1. Indikationen zur Lp-Apherese, modifiziert nach dem österreichischen Lp-Apherese Konsensus (Derfler et al. 2015) 3

Tabelle 2. Kriterien zum Nachweis einer heterozygoten FH bei Erwachsenen, modifiziert nach Nordestgaard et al. (2013) 6

Tabelle 3. Medikamente mit Interaktionspotential, modifziert nach Catapano et al. (2016) 14

Tabelle 4. Pleiotrope Effekte der Lp-Apherese 21

Tabelle 5. Kovariable 30

Tabelle 6. PatientInnen-Charakteristika zu Therapiebeginn 38

Tabelle 7. Medikation zu Therapiebeginn (n=30) 40

Tabelle 8. Atherosklerotische Gefäßerkrankungen und relevante Begleiterkrankungen zu Therapiebeginn 41

Tabelle 9. Anzahl der Interventionen vor und im Beobachtungszeitraum von 12 Monaten nach Beginn der Lp-Apherese 42

Tabelle 10. PatientInnen-Charakteristika für die Erhebung der Oxidationsparameter 44

Tabelle 11. 8-epi-PGF2α im Plasma vor (prä) und nach (post) der ersten Lp-Apherese, sowie im einjährigen Beobachtungszeitraum 45

Tabelle 12. 8-epi-PGF2α im Plasma: t-Test für abhängige Stichproben 45

Tabelle 13. Lag-phase (Minuten) vor (prä) und nach (post) der ersten Lp-Apherese, sowie im einjährigen Beobachtungszeitraum 46

Tabelle 14. Lag-phase: t-Test für abhängige Stichproben 46

Tabelle 15. Maximale Dienbildung (Absorptionsrate) vor (prä) und nach (post) der ersten Lp-Apherese, sowie im einjährigen Beobachtungszeitraum 47

Tabelle 16. Maximale Dienbildung: t-Test abhängiger Stichproben 47

Tabelle 17. Vergleich des 8-epi-PGF2α im Plasma bei PatientInnen mit und ohne Statineinnahme vor (prä) und nach (post) der ersten Lp-Apherese, sowie im einjährigen Beobachtungszeitraum 48

Tabelle 18. Vergleich der Lag-phase bei PatientInnen mit und ohne Statineinnahme vor (prä) und nach (post) der ersten Lp-Apherese, sowie im einjährigen Beobachtungszeitraum 49

Tabelle 19. Vergleich der maximalen Dienbildung (Absorptionsrate) bei PatientInnen mit und ohne Statineinnahme vor (prä) und nach (post) der ersten Lp-Apherese, sowie im einjährigen Beobachtungszeitraum 49

Tabelle 20. Veränderungen sämtlicher Lipoproteinparameter vor (prä) Beginn der Lp-Apherese und im Beobachtungszeitraum von etwa 12 Monaten 51

Tabelle 21. Lipoproteinparameter: t-Test abhängiger Stichproben 51

Tabelle 22. Studienergebnisse zur Senkung kardio-, zerebro- und periphervaskulärer Ereignisraten bei regelmäßiger Lp-Apherese 60